Gesa Döringer

Systemisch-lösungsorientierte Therapie

Ein Handbuch für den ziel- und ressourcenorientierten Einsatz in der Ergotherapie

Eine Reise von 1000 Meilen beginnt mit dem ersten Schritt

Mit Erwerb dieser Publikation erhalten Sie zusätzlich die zugehörigen Arbeitsblätter und Reflexionsbogen zum Download. Die Datei stellen wir Ihnen in unserem Online-Shop **www.skvshop.de** zur Verfügung.
Wenn Sie Ihre Bestellung über unseren Online-Shop getätigt haben, finden Sie die Download-Datei direkt nach der Bestellung in Ihrem **persönlichen Kundenkonto** unter **„Meine Downloads"**.
Erfolgte Ihre Bestellung nicht über unseren Shop, fordern Sie bitte über **info@schulz-kirchner.de** Zugangsdaten an – geben Sie dabei bitte Ihren Namen, Ihre Anschrift und das **Stichwort „Systemisch-lösungsorientierte Therapie/Code SLT"** an.

Gesa Döringer

Systemisch-lösungsorientierte Therapie

Ein Handbuch für den ziel- und ressourcenorientierten Einsatz in der Ergotherapie

Eine Reise von 1000 Meilen beginnt
mit dem ersten Schritt

Schulz-Kirchner Verlag

Bibliografische Information der Deutschen Bibliothek

Die Deutsche Bibliothek verzeichnet diese Publikation in der Deutschen Nationalbibliografie; detaillierte bibliografische Daten sind im Internet über http://dnb.ddb.de abrufbar.

Besuchen Sie uns im Internet: www.schulz-kirchner.de

1. Auflage 2020
ISBN 978-3-8248-1261-5
eISBN 978-3-8248-9905-0

Mollweg 2, D-65510 Idstein
Vertretungsberechtigte Geschäftsführer:
Dr. Ullrich Schulz-Kirchner, Nicole Eitel, Martina Schulz-Kirchner
Titelfoto: ©ARochau/Adobe Stock
Illustrationen: Sandra Haubold
Fachlektorat: Thomas Leidag
Lektorat: Susanne Koch
Umschlagentwurf und Layout: Petra Jeck
Druck und Bindung:
medienhaus PLUMP GmbH, Rolandsecker Weg 33, 53619 Rheinbreitbach
Printed in Germany

Inhaltsverzeichnis

Wörter, die im Text mit einem kleinen blauen Pfeil (→) gekennzeichnet sind, finden Sie im Glossar auf Seite 166.

Aus Gründen der besseren Lesbarkeit wurde in diesem Buch für die Bezeichnung von Personen die männliche Form verwendet. Selbstverständlich sind immer Personen aller Geschlechter gemeint.

Grußwort

Ich freue mich sehr, dieses Vorwort für meine langjährige Freundin Gesa Döringer zu schreiben. Gesa hat viele Jahre lang meine Seminare in systemisch lösungsorientierter Therapie in Deutschland übersetzt. In den Pausen zwischen den Übersetzungen haben wir viel über unsere Arbeit gesprochen. Wenn Gesa beschrieben hat, wie sie die lösungsorientierte Therapie in ihren ergotherapeutischen Behandlungen anwendet, war ich fasziniert und beeindruckt.

Die lösungsorientierte Kurzzeittherapie (Solution Focused Brief Therapie, SFBT) ist eine kurzzeitige, zielfokussierte, evidenzbasierte Therapieform. Sie hilft Klienten dabei, durch das Konstruieren von Lösungen – anstatt der Analyse von Problemen – ihr Leben zu verändern. Im Grundsatz ist die lösungsorientierte Therapie eine hoffnungsvolle, positive Gefühle weckende, zukunftsorientierte Methode zur Formulierung, Stimulanz, Erreichung und Aufrechterhaltung einer gewünschten Verhaltensänderung.
Die Therapieform wurde ursprünglich Mitte der 1980er Jahre von Steve de Shazer, Insoo Kim Berg und ihrem Team am Brief Family Therapy Center (BFTC), einer städtischen Klinik in Milwaukee, Wisconsin (USA) entwickelt. Die Entstehung verlief mehr induktiv als deduktiv und die lösungsorientierte Therapie ist auch in erster Linie ein pragmatischer und nicht so sehr ein theoretischer Ansatz. Das Team des BFTC verbrachte Tausende von Stunden damit, Therapiesitzungen zu beobachten und sorgfältig herauszuarbeiten, welche Fragen und Verhaltensweisen der Therapeuten oder Klienten zuverlässig zu nachhaltigen positiven Ergebnissen führten.
Die beiden vielleicht wirkungsvollsten Zutaten der lösungsorientierten Therapie sind das Weiterbauen auf dem, was für jeden einzelnen Klienten effektiv ist, sowie die ihm gebotene Unterstützung, um herauszufinden, was er will, anstelle dessen, was er nicht will.
Eine der großartigen Qualitäten von uns Menschen ist die Fähigkeit sich vorzustellen, wie wir etwas erreichen und erfolgreich sind, anstatt zu scheitern und zu versagen. Manchmal ist dafür sogar nur eine sehr geringe Ermutigung von außen notwendig.
Die Aufmerksamkeit der Klienten auf ihre Erfolgserlebnisse in der Vergangenheit und latente Fähigkeiten zu lenken, hilft ihnen dabei, ihre effektivsten Bewältigungsstrategien wiederzuentdecken. Die lösungsorientierte Therapie fördert Motivation und Optimismus, indem sie Menschen dazu einlädt, über den Tellerrand hinauszuschau-

en und sich wünschenswerte, realistische Möglichkeiten auszumalen, wie ihr Leben aussehen könnte.
Trotz ihrer bescheidenen Anfänge in einer kleinen städtischen Klinik in Milwaukee hat die systemisch lösungsorientierte Therapie im Laufe der Jahre kontinuierlich an Popularität gewonnen; sie wird sowohl wegen ihrer Effektivität als auch wegen ihrer Kürze geschätzt. Neben der Psychotherapie ist lösungsorientiertes Denken zu einem wichtigen Faktor in so unterschiedlichen Bereichen wie Bildung, Sozialpolitik und Wirtschaft geworden. Es sollte daher nicht verwundern, dass Gesa Döringer nun dieses sehr nützliche Buch über den Einsatz von SFBT-Techniken in der Ergotherapie geschrieben hat.

Yvonne Dolan, Founding Director Emeritus
The Institute for Solution-Focused Therapy, U.S.A.

1 Einleitung

Eine Reise von 1000 Meilen
beginnt mit dem ersten Schritt

Lao-Tse

Dieses Buch ist eine Einladung an Sie, probeweise die lösungsorientierte Brille aufzusetzen und Ihr Fachwissen und Ihre Arbeitserfahrung durch neue Ideen und Einsichten zu ergänzen.

Neben einer Einführung in die lösungsorientierte Gesprächsführung bietet es einen Werkzeugkasten mit Fragetechniken und Interventionen für ihre Umsetzung in der Ergotherapie. Die beiden Therapieformen bereichern sich gegenseitig und daher geht es nicht um ein Entweder-oder, sondern um ein Sowohl-als-auch: eine Integration der lösungsorientierten Therapie in die Ergotherapie.

Handlungsanweisungen und Tipps dazu finden Sie in diesem Buch. Die verschiedenen Frage- und Interventionstechniken werden praxisnah dargestellt und jeweils mit Varianten für die Einzeltherapie und – wo dies infrage kommt – für den Einsatz im Gruppensetting verdeutlicht. Arbeitsblätter und Beispielfragen sorgen dafür, dass Sie unmittelbar damit beginnen können, die Techniken in Ihren Therapiegesprächen einzusetzen. Zudem bietet das Buch Anregungen, Übungen und Gedankenexperimente, um sich den lösungsorientierten →Mindset zu eigen zu machen. Wenn Sie die Interventionen in Ihren Arbeitsalltag integrieren, ist es ausdrücklich erwünscht und empfehlenswert, dass Sie dazu die Formulierungen der Beispielfragen und Aufgabenstellungen an Ihre Klientengruppe und Ihren persönlichen Arbeits- und Sprachstil anpassen.

1.1 Lösungsorientierte Ergotherapie?

Das Menschenbild sowie die Grundhaltung der **lösungsorientierten Therapie** und der Ergotherapie weisen viele Überschneidungen auf. Beide Therapieformen sind ziel- und ressourcenorientiert und richten den Blick auf ein Leben, wie es sich der Klient wünscht. Auch legen Therapeuten beider Therapieformen großen Wert auf die Bedeutung der Betätigung für den Klienten und berücksichtigen den Kontext. Sie teilen die Überzeugung, dass Menschen auch in schwierigsten Situationen ein erfülltes Leben führen können (Tab. 1: **Kompetenzprofile Ergotherapie und lösungsorientierte Therapie**). In der lösungsorientierten Gesprächsführung wurde der Prozess des →Empowerment operationalisiert. Dies macht sie zu einer wertvollen Bereicherung für die ergotherapeutische Praxis, da sie dabei hilft, Gespräche wirklich ressourcenorientiert zu führen und gemeinsam mit dem Klienten Lösungen zu (er-)finden. Die Zielsetzungen und Fragen meiner Seminarteilnehmer waren der Auslöser für das Schreiben dieses Buches und haben es geprägt.

„Wie kann es gelingen, dass der Klient die Lösungen findet und nicht ich?"

Diese Frage höre ich in meinen Seminaren häufig. Meiner Ansicht nach liegen der erste Schritt und gleichzeitig die größte Herausforderung darin, den eigenen Mindset zu verändern und eine neue Sichtweise der therapeutischen Beziehung zu erlangen. Dies beinhaltet, sich bewusst zu sein, dass es weniger effektiv und nachhaltig ist, die Probleme eines hilfesuchenden Klienten mit unserem Fachwissen zu lösen, als den Klienten mit den richtigen Fragen dabei zu unterstützen, eigene Lösungen zu konstruieren. Dazu gehört auch, das Vertrauen zu haben und auszustrahlen, dass jeder Klient die nötigen Ressourcen dafür besitzt oder erlernen kann. Diese Haltung ist für den Klienten ermutigend und für den Therapeuten eine emotionale Entlastung, da die Verantwortlichkeiten sich verschieben. Der Therapeut unterstützt den Klienten, bleibt aber im Therapieprozess einen Schritt hinter ihm, anstatt die Richtung vorzugeben.

„Ich wünsche mir Anregungen für die ressourcenorientierte Arbeit mit zweifelnden Klienten, die ihre Stärken selbst nicht wahrnehmen."

In der therapeutischen Praxis, insbesondere im psychosozialen Bereich, entsteht bei vielen Kollegen der Wunsch, dem Klienten einen größeren Handlungsspielraum aufzuzeigen und ihm bereits im Therapieverlauf mehr Eigenregie zu geben. Sie streben danach, den Blick der Klienten schneller auf Ziele und Möglichkeiten zu richten und weniger auf das Problem und dessen Ursachen. Oft wünschen sie sich dazu zusätzliches Handwerkszeug. Die **lösungsorientierte Therapie** bietet Mittel und Fertigkeiten in der Gesprächsführung, um den Klienten in diesem Prozess gezielt zu unterstützen. Die spezifischen Fragetechniken helfen ihm, sich der eigenen Fähigkeiten und Ressourcen bewusst zu werden und unterstützen ihn dabei, (neue) Lösungen zu entdecken. Die Skalierungs-, Coping- und Ausnahmefragen, sowie die konsequente Nutzung der Sprache des Klienten werden eingesetzt, um einen Perspektivwechsel zu erzeugen und den Selbstwert zu stärken.

„Wie sorge ich für einen roten Faden und überprüfe die Effektivität des Therapieprozesses?"

Wenn wir unsere ergotherapeutische Fachkompetenz mit der klaren klientenzentrierten Haltung der **lösungsorientierten Therapie** kombinieren, kann dies helfen, um die Perspektive des Klienten auch und gerade im Clinical Reasoning noch deutlicher in den Mittelpunkt zu stellen. So können die **lösungsorientierte Therapie** und der dazugehörige Mindset während des gesamten Therapieprozesses vom →Intake bis zum Therapieabschluss einen Referenzrahmen bieten, bei dem der Klient der Experte ist. Der Fokus der Therapie wird auf seine Ziele und Ressourcen gelegt, nicht auf die Analyse von Handlungsproblemen. Durch Skalierungsfragen kann stets untersucht werden, ob der Klient sich seinen gesteckten Zielen annähert. Als Experte für den eigenen Genesungsprozess ist es auch der Klient, der entscheidet, wann er diese Ziele erreicht hat und zufrieden ist mit dem Therapieergebnis.

Tab. 1: Kompetenzprofile Ergotherapie und lösungsorientierte Therapie

Ergotherapeutisches Kompetenzprofil des DVE (2019) Der Ergotherapeut …	Therapiemanual der Solution Focused Brief Therapy Association (2013)
▪ hierarchisiert gemeinsam mit den Klient*innen deren komplexe Betätigungsanliegen.	▪ Der Fokus der Behandlung liegt auf der vom Klienten gewünschten Zukunft anstatt auf vergangenen Problemen und aktuellen Konflikten.
▪ entwickelt gemeinsam mit den Klient*innen ergotherapeutische Ziele unter Berücksichtigung der Rahmenbedingungen.	▪ Die lösungsorientierte Therapie basiert auf dem Kreieren von Lösungen anstatt auf dem Lösen von Problemen.
▪ realisiert gemeinsam mit den Klient*innen den Interventionsprozess.	▪ Therapeuten helfen Klienten dabei, Alternativen für heutige unerwünschte Muster von Verhalten, Kognition oder Beziehungen zu finden. Diese Lösungen befinden sich im Repertoire des Klienten bzw. können gemeinsam kreiert werden.
▪ richtet das eigene ergotherapeutische Handeln kontinuierlich an Zielen der Teilhabe, der Lebensqualität und des Wohlbefindens von Klient*innen aus.	▪ Kein Problem geschieht ununterbrochen. Die Ausnahmen vom Problem können vom Therapeuten genutzt werden, um gemeinsam mit dem Klienten Lösungen zu kreieren.
▪ unterstützt Klient*innen zum Empowerment.	▪ Die Kompetenzen in Gesprächsführung, die der Therapeut benötigt, um den Klienten zu stimulieren, Lösungen zu erfinden, unterscheiden sich von denen, die nötig sind, um ein Problem zu diagnostizieren und behandeln.
▪ evaluiert gemeinsam mit den Klient*innen den Interventionsprozess und dokumentiert diesen systematisch.	▪ Die gefundenen Lösungen stehen nicht automatisch in direkter Beziehung zu Problemen des Klienten.

Für den Therapeuten:
Reflexionsbogen Kapitel 1

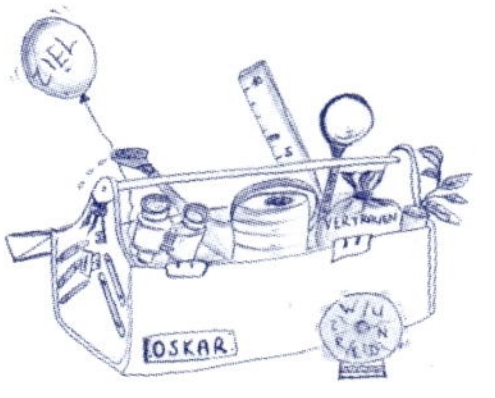

Was sind Ihre Stärken in der ergotherapeutischen Arbeit?

Für welche Situationen im Therapiealltag suchen Sie Inspiration? Wie könnte dieses Buch Ihnen dabei helfen?

Welche Fragen haben Sie zur **lösungsorientierten Therapie**? Worauf sind Sie neugierig?

Döringer, G.: Systemisch-lösungsorientierte Therapie – Kopiervorlage nur zum eigenen Gebrauch

2 Einführung in die lösungsorientierte Therapie

Die Weltkarte jedes Menschen ist so einzigartig wie sein Fingerabdruck.
Keine zwei Menschen sind identisch.
Es gibt keine zwei Personen, die einen Satz genau gleich verstehen.
Im Umgang mit Menschen bedeutet dies, dass Du versuchst,
sie nicht in Deine Theorie davon einzupassen, wie sie sein sollten.

Milton H. Erickson

2.1 Hintergrund und Entstehung der lösungsorientierten Therapie

„Eine Reise von 1000 Meilen beginnt mit dem ersten Schritt."

Wenn man dieses Zitat von Lao-Tse auf Therapieprozesse anwendet, könnte man sagen, dass unsere Klienten mit vielen kleinen Schritten auch scheinbar ferne Ziele erreichen können.
Doch Lao-Tse spricht eigentlich von einer noch viel kleineren Bewegung. Die wörtliche Übersetzung des Originaltextes lautet: „Eine Reise von 1000 Meilen beginnt mit einer Gewichtsverlagerung des Körpers." Dieser Gedanke passt sehr gut zum lösungsorientierten Arbeiten. Noch bevor der Klient überhaupt den ersten Schritt in Richtung seines Zieles setzt, hat er die Entscheidung getroffen, etwas verändern zu wollen. Das kann beispielsweise der Moment sein, in dem er Hilfe sucht und einen ersten Behandlungstermin vereinbart: Daher ist die erste Bewegung eigentlich noch kleiner und beginnt sogar noch früher, nämlich mit der Änderung der Blickrichtung des Klienten hin zum Ziel.
In der Therapie werden dann idealerweise Fundament (u. a. durch Suche nach Ressourcen, Ausnahmen vom Problem, →Copingfähigkeiten) und neue Perspektiven (u. a. durch Zielbestimmung, Perspektivwechsel, →Reframen) für das Leben des Klienten erarbeitet.
Damit der Prozess des Gehens stattfinden und das Spielbein einen Schritt setzen kann, ist es notwendig, dass das Standbein festen Halt hat. Welche Ressourcen geben dem Klienten diesen Halt? Welche Aspekte in seinem Leben sind bereits so gut, dass sie in jedem Fall so bleiben sollen?

Die Entstehung der lösungsorientierten Therapie

Die Solution Focused Brief Therapy (Lösungsorientierte Kurzzeittherapie) wurde ab den 1970er- und 1980er Jahren durch Steve de Shazer, Insoo Kim Berg und ihre Kollegen am Brief Family Therapy Center in Milwaukee (USA) entwickelt.
Durch Versuch und Irrtum und indem sie ihre Vorgehensweise ständig evaluierten, haben sie die Gesprächstechniken und Interventionen ausgearbeitet und ständig verfeinert. Anhand von Videoanalysen und kollegialem Austausch, beispielsweise mit einem Reflecting Team von Therapeuten hinter dem Einwegspiegel, wurde immer wieder überprüft, welche Fragen, Formulierungen und Interventionen sich für die Klienten als besonders effektiv erwiesen. Sie untersuchten dabei, auf welche Fragen die Klienten mit „solution-talk" reagierten, wann sie also beispielsweise begannen über Ziele, konkrete Schritte und Ressourcen zu sprechen, anstatt über ihr Problem. Heute basiert die **lösungsorientierte Therapie** auf rund 40 Jahren Verfeinerungen ihrer Theorie, klinischer Praxis und empirischen Studien.
Die **lösungsorientierte Therapie** geht, basierend auf dem →Konstruktivismus, davon aus, dass kein Mensch einen unmittelbaren Zugriff auf die objektive Realität

hat. Jeder Mensch konstruiert sich eine eigene Wirklichkeit durch seine individuelle Wahrnehmung und subjektive Interpretationen von Informationen. Sein Handeln basiert auf der daraus resultierenden Realitätskonstruktion. Dies gilt selbstverständlich auch für den Therapeuten: Er ist kein objektiver Beobachter, sondern Teil des Systems. In der Therapie werden Lösungen in der Interaktion von Klient und Therapeut gemeinsam „erschaffen" (ko-konstruiert). Gemeinsam destillieren sie aus dem Gespräch die Ziele, Ressourcen und Erfolgserlebnisse des Klienten.
Dieser Prozess der Ko-Konstruktion wird durch die Solution Focused Brief Therapy Association in drei Schritten beschrieben, die der Therapeut verfolgt:

„LISTEN – SELECT – BUILD" (Zuhören – Auswählen – Konstruieren).

Listen: Der Therapeut hört aufmerksam zu und wählt aus den Antworten des Klienten die Worte und Sätze aus, die bereits erste Aspekte einer möglichen Lösung beinhalten: Gibt es Ausnahmen vom Problem? Was ist dem Klienten wichtig? Was sind seine Ziele, Erfolgserlebnisse, Copingmechanismen, Ressourcen und Fähigkeiten?
Select: Aus dem Gehörten wählt der Therapeut Aspekte aus, auf die er reagieren will, und stellt darauf basierend seine nächste Frage. Er nutzt dabei so viel wie möglich die Wortwahl des Klienten.
Build: Im nächsten Schritt lädt der Therapeut den Klienten dazu ein, eine noch genauere und detailliertere Beschreibung der Lösung zu geben und zu definieren, welchen Unterschied die Umsetzung dieser Lösung in seinem Leben machen würde. Auf diese Beschreibung reagiert der Therapeut erneut mit denselben Schritten des Zuhörens, Auswählens und Konstruierens.

Das Therapeutenteam um Steve de Shazer und Insoo Kim Berg vollzog damit einen Paradigmenwechsel. Es bewegte sich in seiner Arbeitsweise und therapeutischen Haltung weg vom problemorientierten Ansatz des biomedizinischen Modells hin zu einer lösungsorientierten Sicht auf den Klienten und die Therapie an sich (Tab. 2: **Paradigmenwechsel der lösungsorientierten Therapie**).
Der Fokus der lösungsorientierten Therapie liegt auf der Situation, die sich der Klient wünscht, anstatt auf der Diagnostik von Störungen und vermeintlich dysfunktionalem Verhalten. Anstatt nach der Regel zu suchen (Was ist das Problem, wann haben die Symptome begonnen und in welchen Situationen sind sie am schlimmsten?) wird nach Zielen gesucht (Was will der Klient anstelle des Problems?) und Ausnahmen werden erfragt (In welchen Situationen ging oder geht es dem Klienten etwas besser?).
Anstatt also die Ursache des Problems zu ergründen, begann das Team um Steve de Shazer die Frage zu stellen, was der Klient sich in der Gegenwart und Zukunft anstelle des Problems wünscht und wie diese Veränderung konkret aussehen könnte.

Tab. 2: Paradigmenwechsel der lösungsorientierten Therapie

Biomedizinisches Modell	Lösungsorientierte Therapie
Was ist schwierig?	Was ist möglich?
Was ist das Problem und wie lange besteht es bereits?	Was ist das Ziel und welchen Unterschied würde es machen?
Der Fokus im Alltag liegt auf dem dysfunktionalen Verhalten.	Der Fokus im Alltag liegt auf dem funktionalen Verhalten.
Die Suche nach Faktoren, die das Problem aufrechterhalten.	Die Suche nach Indizien, dass die gewünschte Zukunft machbar ist.
Es wird gesucht nach der Regel.	Es wird gesucht nach der Ausnahme.
Der Therapeut diagnostiziert ein Problem.	Der Klient bestimmt seine Ziele.
Das Problem, dessen Ursache und Schweregrad müssen bekannt sein, um effektiv behandeln zu können.	Die Ziele und Ressourcen des Klienten müssen deutlich sein, um effektiv handeln zu können.
Die Vergangenheit ist wichtig.	Die Zukunft ist wichtig.
Was ist die Ursache des Problems?	Welchen Effekt hat eine Lösung?

2

2.2 Die therapeutische Haltung

Jeder meint, dass seine Wirklichkeit
die wirkliche Wirklichkeit ist.
Paul Watzlawick

Im lösungsorientierten Arbeiten wird – wie auch in ergotherapeutischen Modellen – der Klient als Experte für sein eigenes Leben gesehen, seine Zielvorstellungen geben den Ausschlag. Die Einstellung des Therapeuten ist hoffnungs- und respektvoll und basiert auf der Grundannahme, dass Klienten grundsätzlich die Fähigkeiten, das Wissen und die Erfahrung besitzen, um positive Veränderungen zu vollziehen. Sie haben in ihrem Leben bereits unzählige Aufgaben und Probleme unterschiedlichster Art gelöst und können das wieder tun.

Der Therapeut nimmt idealerweise eine Haltung von „Nichtwissen" ein, verlässt sich also nicht auf seine Interpretation dessen, was der Klient meint oder benötigt, sondern erfragt die Sichtweise des Klienten. Diese Haltung könnte man auch als „Anfängergeist" bezeichnen: eine von Neugier und aufrichtigem Interesse geprägte Attitüde. Der Fachmann präferiert, basierend auf seinem Wissen und der Empirie, die seiner Meinung nach „beste" Lösung, während ein Anfänger viele

Möglichkeiten sieht. Das bedeutet in der Praxis, dass der Therapeut versucht, eigene Hypothesen und Interpretationen zurückzustellen, die eigene Meinung also zu „parken" und den Einschätzungen und den Werteschemata des Klienten zu folgen. Mit unserem Fachwissen und den Erkenntnissen aus der Arbeit mit vielen früheren Klienten ist es nur natürlich, Hypothesen zu entwickeln und Schlussfolgerungen zu ziehen. Steve de Shazers Ratschlag dazu war: *„Wenn Du fühlst, dass eine Hypothese entsteht, nimm zwei Aspirin und gehe zu Bett!"*

Eine Metapher, die die Nützlichkeit der Haltung von Nichtwissen weiter untermauert, ist **„Die Karte ist nicht die Landschaft".** Dass wir die Landkarte einer bestimmten Gegend kennen und wissen, wie hoch ein Berg oder wie steil der Anstieg ist, bedeutet nicht, dass wir nachfühlen können, wie es sich anfühlt, das Gipfelkreuz zu erreichen oder unerwartet vor einem Steilhang zu stehen.

Dieses Bild lässt sich gut auf den therapeutischen Kontext übertragen. Als Therapeuten verfügen wir über ein umfangreiches Wissen über Krankheitsbilder mit den dazugehörigen Symptomen und Prognosen. In wissenschaftlichen Studien wurde die Wirksamkeit entsprechender Therapieverfahren überzeugend nachgewiesen. Dies ist selbstverständlich sehr wichtig und gehört zu unserer professionellen Identität und Wirksamkeit. Dennoch lädt die **lösungsorientierte Therapie** dazu ein, im Kontakt „nicht zu schnell zu verstehen", sondern die Wahrnehmung und die Erfahrungen des Klienten zu erfragen. Dass wir gelernt haben, welche Symptome zu einer bestimmten Krankheit gehören, bedeutet nicht, dass wir wissen, wie es sich anfühlt, an dieser Krankheit zu leiden. Wie resilient der eine Klient ist und wie vulnerabel der andere steht allenfalls zwischen den Zeilen der →ICD-10. Durch das Stellen von Fragen können wir annähernd nachempfinden, was die spezifische Situation für den Klienten bedeutet und welche Veränderung er sich wünscht.

2.3 Die therapeutische Beziehung

> „Lass Dir aus dem Wasser helfen, sonst wirst Du ertrinken",
> sprach der freundliche Affe … und setzte den Fisch behutsam auf einen Baum.
> K. Biedermann

Die Gestaltung der therapeutischen Beziehung basiert auf dieser klientenzentrierten Haltung und auf einem spezifischen Menschenbild.

Die **lösungsorientierte Therapie** geht davon aus, dass Menschen grundsätzlich gute Gründe für ihr Verhalten haben, auch wenn ihr Handeln zuweilen auf den ersten Blick dysfunktional erscheinen mag. Des Weiteren wird vorausgesetzt, dass Veränderungen und Entwicklungen ständig auftreten und dass von außen betrachtet scheinbar kleine Veränderungen einen größeren Wandel nach sich ziehen können. Es wird davon ausgegangen, dass Klienten immer motiviert sind. Die Frage ist nur wofür. Gemeinsam definieren Therapeut und Klient Ziele und suchen nach Indizien dafür, dass diese erhoffte Zukunft machbar ist.

Die therapeutische Beziehung basiert auf Kollaboration und Vertrauen. Die subjektive Wirklichkeit des Klienten ist die Realität, in der er lebt. Daher ist das die Realität, mit der wir arbeiten. Die Überzeugung, dass der Klient alle Ressourcen besitzt, die notwendig sind, spiegelt sich im gesamten Vorgehen sowie in der Art der Fragen und Interventionen wider. Zwischen den Zeilen der lösungsorientierten Gesprächsführung steckt so viel mehr, als die scheinbar einfachen Fragen glauben lassen. Denn die spezifischen Formulierungen signalisieren dem Klienten stets, dass wir Vertrauen in seine Wahl der Ziele sowie seine Fähigkeiten haben, und stimulieren ihn, ebenfalls auf seine Fähigkeiten zu vertrauen. Durch die Wahl der Fragen und Formulierungen wird sein Blick auf die Dinge gelenkt, die einen positiven Beitrag leisten könnten. So explorieren die Fragen in der Regel die Ziele, Ausnahmen vom Problem und Copingfähigkeiten des Klienten. Dies sorgt für einen deutlichen Fokus und ist ein entscheidender Faktor bei der Ko-Konstruktion von Lösungen.

Steve de Shazer vertrat die Ansicht, dass ein Therapeut das Problem nicht einmal kennen müsse, um den Klienten effektiv zu begleiten. Wenn ein Erlebnis zu schambesetzt oder beängstigend ist, um darüber zu sprechen, kann dennoch gemeinsam eine Lösung erarbeitet werden, auch ohne das Problem und seine Ursache im Detail zu verstehen. Der lösungsorientierte Ansatz ist allerdings keineswegs problemphobisch. Natürlich ist es für den Klienten relevant, dass die Schwere seines Problems und der Umfang seines Leidens anerkannt werden. Doch die Brille, mit der die Situation betrachtet wird, ist eine andere: Es geht weniger als im biomedizinischen Modell darum, das Problem in allen Facetten zu ergründen, sondern darum, alles herauszuarbeiten, was dem Klienten hilft, mit der Situation umzugehen. Ziel ist es also nicht zu erarbeiten, welches dysfunktionale Verhalten der Klient an den Tag legt, sondern zu beleuchten, welche Handlungsweisen und Fähigkeiten im Alltag des Klienten hilfreich und nützlich sind.

Dabei geht es zum einen natürlich um Fähigkeiten des Klienten selbst und zum anderen um Menschen oder Dinge aus seiner Umgebung, die unterstützend waren und sind. Welche Copingfähigkeiten hat er in der Vergangenheit genutzt? Welches Verhalten, welche Unternehmungen waren nützlich? Was haben Freunde und Familienmitglieder getan, das hilfreich war? Und was noch?

2.4 Der Unterschied, der einen Unterschied macht

Die Frage *„Welchen Unterschied macht dies für Sie?“* ist ein ständiger Gradmesser, mit dem wir Klienten helfen können, eine (angestrebte) Veränderung einzuordnen: Welchen Unterschied wird es für ihn machen, wenn er sich wieder selbstständig anziehen kann? Welchen Unterschied wird er merken, wenn es ihm gelingt, im Familienalltag wieder mehr Verantwortung zu übernehmen? Seine Antworten geben uns Aufschluss über seine Ziele und sein Wertesystem und bestimmen die Richtung der Therapie. Und der Klient ist auch dann der Experte, wenn es darum geht zu entscheiden, wann das gewünschte Ziel in ausreichendem Maße erreicht ist.
Natürlich haben wir Erfahrung und medizinisches Wissen, von denen der Klient gegebenenfalls profitieren könnte. Und natürlich können wir dies mit ihm teilen, wenn es nützlich für ihn ist und er dies wünscht. Doch es sollte vor allem unser Ziel sein herauszufinden, welchen Unterschied es für den Klienten machen wird, wenn er ein bestimmtes Ziel erreichen würde/eine Handlung (wieder) ausführen könnte. Wir suchen damit im Therapieprozess stets nach dem „Unterschied, der einen Unterschied macht“. Welche Veränderung ist für den Klienten entscheidend? Wann ist eine Entwicklung oder Verbesserung der Situation groß genug? Womit wäre er zufrieden? Welche von außen betrachtet vielleicht kleine Veränderung macht für ihn den entscheidenden Unterschied?
Vielleicht muss der Klient auf einer Skala gar nicht die 10 erreichen, sondern es genügt ihm eine stabile 8, um zufrieden zu sein. In meiner Erfahrung kann diese Einsicht für Klienten eine große Erleichterung bedeuten. Gegebenenfalls ist der noch zurückzulegende Weg deutlich kürzer als befürchtet.

2.5 Kernaussagen

Der **lösungsorientierten Therapie** liegen eine Reihe von Kernaussagen zugrunde. Diese spiegeln sich in der therapeutischen Haltung und im Prozess kontinuierlich wider und helfen dabei, das Vorgehen zu begreifen und es sich zu eigen zu machen.

1. Leading from one step behind
Einen Schritt hinter dem Klienten bleiben

Der lösungsorientierte Ansatz lädt Therapeuten dazu ein, im Behandlungsprozess einen Schritt hinter dem Klienten zu bleiben und ihm die Führung zu überlassen. Der Klient ist Experte für sein eigenes Leben und seine Genesung. Daher geht er voran. Der Therapeut begleitet ihn auf diesem Weg, gibt aber nicht die Richtung vor.
Noch einprägsamer ist das Bild eines Therapeuten, der hinter dem Klienten auf dem Fahrrad sitzt: Der Klient sitzt vorne und lenkt. Er entscheidet sich für das Ziel, das er ansteuern will. Auch bestimmt der Klient das Tempo, in dem gefahren wird,

und muss seine eigene Muskelkraft und Ausdauer einsetzen, um seine Ziele zu erreichen. Der Therapeut fährt auf dem Gepäckträger mit. Er begleitet den Prozess, ohne persönlich die Richtung festzulegen. Dies belässt die Verantwortung beim Klienten und stärkt gleichzeitig dessen Gefühl der Selbstwirksamkeit, suggeriert es ihm doch das Vertrauen des Therapeuten, dass er gute Entscheidungen treffen und Lösungen finden wird.

Dies bedeutet keinesfalls, dass der Therapeut sein Fachwissen nicht einsetzen darf und untätig auf dem Gepäckträger sitzen muss. Aber er ist eben nicht Wegweiser und Reiseleiter auf dem Weg der Genesung, sondern vielmehr Fachmann im Stellen von Fragen – ein Hoffungsexperte! Er kann dem Klienten mit Fragen und Gedankenexperimenten helfen, seine Blickrichtung und damit die Perspektive zu ändern und seinen Horizont zu erweitern. Welche Möglichkeiten gibt es außer der Hauptstraße noch? Welche Sehenswürdigkeiten gibt es unterwegs zu entdecken? Welchen Unterschied macht der neue Weg? Und am wichtigsten: Welches Ziel hat die Reise? Es gehört dazu, dass es auf dem Gepäckträger manchmal ungemütlich ist. Fahren wir in die richtige Richtung? Wird der Klient rechtzeitig bremsen? Und vielleicht wählt er nicht unseren Lieblingsweg, sondern wir bewegen uns jenseits der ausgetretenen Pfade. Aber wir lernen neue Routen kennen. Lassen Sie sich von neuen Möglichkeiten überraschen!

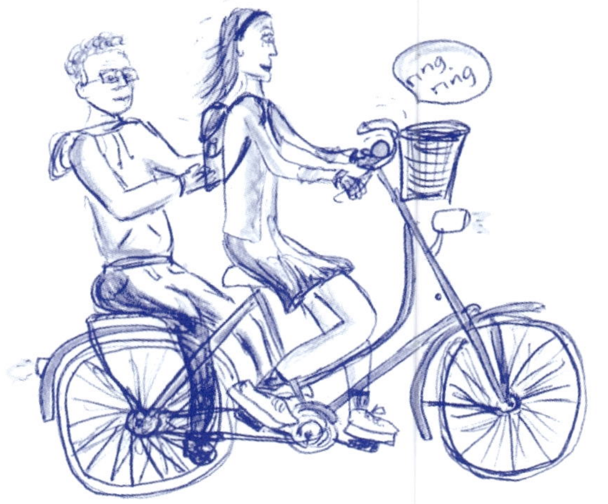

Vielleicht können Therapeut und Klient anfangs ein Tandem nutzen. So kann der Therapeut den Fortschritt unterstützen, indem er mit in die Pedale tritt. Der Lenker aber bleibt in den Händen des Klienten. Dies verlangt dem Therapeuten zwei Dinge ab: zum einen das Vertrauen, dass der Klient alle nötigen Ressourcen besitzt, um sein Problem zu lösen. Und zum anderen ein neues Selbstverständnis und eine gewisse Bescheidenheit: „Nicht ich bin derjenige, der am besten weiß, was gut für den Klienten ist." Diese Haltung erfordert etwas Übung. Aber zugleich bedeutet sie eine große Entlastung. Dies zeigte sich auch in einer Studie von LaFountain und Garner (1996). Danach hatten lösungsorientierte Therapeuten weniger Probleme mit emotionaler Erschöpfung als Kollegen, die traditionell arbeiteten.

2. If something works, do more of it
Wenn etwas funktioniert, tue mehr davon

Dass wir als Therapeuten darauf vertrauen, dass ein Klient alle notwendigen Ressourcen besitzt, bedeutet nicht, dass er auch darauf vertraut. Sein Fokus hat oft lange allein auf dem Problem gelegen, wodurch das Gefühl der Selbstwirksamkeit nachgelassen hat. Darum liegt ein entscheidender Schwerpunkt der lösungsorientierten Arbeit darauf, gemeinsam mit dem Klienten in der Gegenwart und Vergangenheit nach Ressourcen, Ausnahmen vom Problem und Copingstrategien zu suchen, und es wird danach gestrebt, diese zu verstärken. Ausgehend vom Zitat von Lao-Tse könnte man sagen: Was bietet dem Standbein des Klienten das stabile Fundament und den Halt, der nötig ist, damit er mit dem Spielbein einen nächsten Schritt setzen kann. Mit welchen Aspekten seines Lebens oder seiner Arbeit ist er so zufrieden, dass diese sich auf keinen Fall verändern sollen? Welche Ressourcen besitzt er, die ihm in der aktuellen Situation helfen können? Welche seiner Stärken haben ihm in der Vergangenheit geholfen, um mit einem ähnlichen Problem umzugehen? Bei welchen Tätigkeiten und in welchen Situationen geht es ihm besser? Die lösungsorientierte Therapie geht davon aus, dass kein Problem ununterbrochen vorhanden ist. Entsprechend gehen wir auf die Suche nach Ausnahmen: nach Momenten, in denen es dem Klienten etwas besser ging oder das Problem weniger im Vordergrund stand. Idealerweise kann der Klient Faktoren und Verhalten, die in diesen Situationen nützlich waren, ausweiten und verstärken, um diese auch in anderen Lebensbereichen einsetzen zu können.

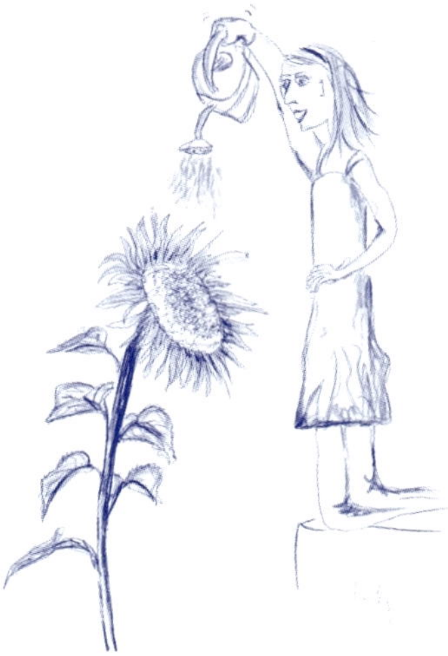

3. If something doesn't work, do something different
Wenn etwas nicht funktioniert, tue etwas anderes

Hinter dieser Aussage steht der Gedanke, dass ein bisher nachweislich ineffektives Verhalten den Klienten auch dann nicht weiterbringen wird, wenn er es mit verstärkter Anstrengung einsetzt – entsprechend der Metapher vom Mann in der Grube, der mit immer größeren Schaufeln erfolglos probiert, sich herauszugraben. Der lösungsorientierte Ansatz rät dazu, stattdessen etwas Neues zu probieren, neue Wege zu suchen. Was

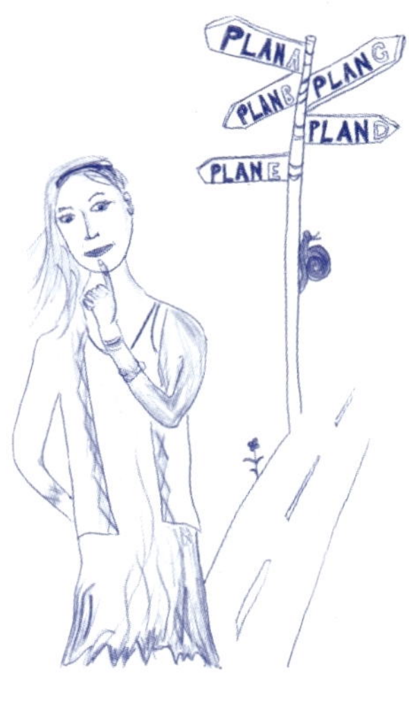

kann der Mann anstelle der Schaufel nutzen? Wer oder was kann ihm dabei helfen, die Grube zu verlassen?
Dieser Grundsatz beinhaltet die Aufforderung, keine Energie mehr auf etwas zu verschwenden, was nicht (gut genug) funktioniert hat, sondern etwas anderes auszuprobieren. Dabei kann der Klient erfahren, dass der bisherige Lösungsversuch nur einer von vielen Alternativen ist, die gemeinsam exploriert werden können. Dies erweitert den →Möglichkeitsraum.

4. If something isn't broken don't fix it
Repariere nicht, was nicht kaputt ist

Dieser Leitsatz basiert wiederum auf der Überzeugung, dass der Klient der Experte ist. Er ist derjenige, der Ziel und Richtung der Therapie bestimmt, und sein Wertesystem gibt den Ausschlag bei der Wahl von Zielen und Interventionen. Es ist nicht die Aufgabe des Therapeuten zu bestimmen, was der Klient in seinem Leben ändern sollte oder welche Verhaltensweisen vielleicht effektiver wären.

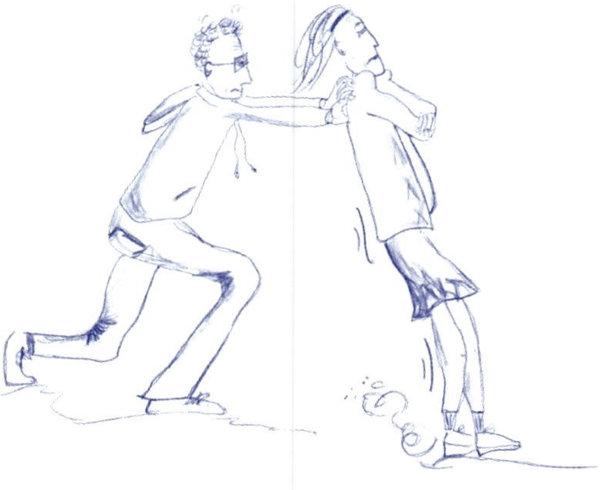

Der Klient ist derjenige, der sich für ein oder mehrere Ziele entscheidet. Als Therapeuten erscheinen uns manchmal ganz andere Dinge relevant als dem Klienten selbst. Er muss doch „nur" aufhören zu trinken/mehr Sport treiben/ sich von dem Partner trennen/die Tabletten regelmäßig nehmen. Oder wir glauben, dass wir dem Klienten noch so viel mehr bieten könnten, wenn er doch nur länger in Therapie bliebe. Doch oft erleben wir in der therapeutischen Praxis, dass ein Klient ganz andere Vorstellungen davon hat, wie er sein Problem lösen kann und will. Und dass wir Widerstand oder Passivität erzeugen, wenn wir keine Rücksicht darauf nehmen und ihn bei der Definition von Zielen zu wenig zu Wort kommen lassen. Im lösungsorientierten Arbeiten gehen wir davon aus, dass ein Klient immer motiviert ist. Die Frage ist nur wofür? Bei fehlender →Compliance möchte der Klient also im Zweifel etwas anderes als wir. Und es ist unsere Aufgabe, gemeinsam mit ihm herauszufinden, was sein tatsächliches Ziel ist. Diese Einstellung bedeutet nicht, dass wir die Regie vollkommen abgeben. Es ist natürlich unsere Aufgabe und liegt in unserer Verantwortung, eigene Normen und Regeln beziehungsweise die Regeln der Einrichtung zu vertreten. Zwar kann ich vom Klienten nicht erzwingen, keine Drogen mehr zu konsumieren. Ich kann aber sehr wohl die Grenze setzen, dass er innerhalb der Abteilung oder während der Gespräche nüchtern sein muss. Entscheidend ist, dass wir auch hier die Wahl des Klienten ernst nehmen. Selbst wenn dies zur Folge hat, dass die Therapie zum aktuellen Zeitpunkt scheitert.

Für den Therapeuten: Reflexionsbogen Kapitel 2

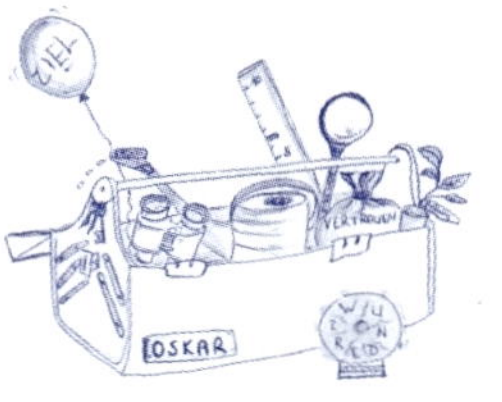

Welche Aspekte aus diesem Kapitel setzen Sie bereits ein?

Welche der Kernaussagen spricht Sie am meisten an? Warum?

Welche Chancen und Herausforderungen sehen Sie in der Anwendung der Kernaussagen für Ihre Arbeit?

3 Das OSKAR-Modell

Diese winzigen, winzigen, winzigen Dinge, die so klein wirken. Sie sind wertvoll, weil sie einen Unterschied bieten, auf dem man weiterbauen kann. Sie zeigen, dass Veränderung möglich und sogar unausweichlich ist. Und dass die Klienten mehr Kontrolle über ihr Leben haben, als sie dachten.

Mark McKergow, Simply focus podcast

3.1 Entstehung

Das OSKAR-Modell wurde durch Mark McKergow und Paul Jackson entwickelt. Auch wenn es ursprünglich aus der Organisationsberatung kommt, lässt es sich effektiv auf den lösungsorientierten Therapieprozess anwenden und bietet hierbei eine ausgezeichnete Orientierungshilfe. Alle wesentlichen Aspekte des lösungsorientierten Therapieansatzes finden sich in diesem Akronym wieder. OSKAR im Hinterkopf zu behalten hilft dabei, keinen der wesentlichen Aspekte aus dem Blick zu verlieren.

OSKAR steht für:

Outcome:	Was will der Klient erreichen? Was ist der Startpunkt?
Situation/**S**kalieren:	Wo steht er heute und was ist der Kontext?
Know-how:	Was sind seine eigenen sowie externe Ressourcen? Wann gab es bereits Ausnahmen?
Affirm/**A**ction:	Anerkennung, Komplimente und Definieren der nächsten Schritte
Review:	Die Reflexion und Wertschätzung des Erreichten (Review)

Alle fünf Buchstaben von OSKAR sind gleichermaßen relevant und nützlich. Es lohnt sich für jeden Bereich, seine Bedeutung mit dem Klienten gemeinsam detailliert zu erarbeiten und dabei so viele Informationen wie möglich zu sammeln. Die einzelnen Aspekte müssen nicht automatisch in chronologischer Reihenfolge abgefragt werden. Es ist vielmehr so, dass die Schritte in der Praxis fließend ineinander übergehen. Indem ich das gewünschte Ziel erfrage und welchen Unterschied das Erreichen dieses Ziels für den Klienten machen würde (Outcome), erlange ich gleichzeitig eine Menge Know-how über den Kontext, die Ressourcen sowie das Wertesystem des Klienten.
Um Ihnen das Navigieren in diesem Buch und im lösungsorientierten Therapieprozess zu erleichtern, finden Sie im Folgenden eine Übersicht über die fünf Aspekte von OSKAR. Im weiteren Verlauf des Buches werden Ihnen die verschiedenen Buchstaben als roter Faden immer wieder begegnen. Die meisten Interventionen und Fragetechniken in diesem Buch passen zu mehreren, manche sogar zu allen Aspekten von OSKAR. In Kapitel 4 und 5 werden Sie daher bei den einzelnen Fragen und Interventionen am Rand stets die zutreffenden Buchstaben wiederfinden. Im Laufe des Buches füllt sich Ihr Werkzeugkasten mit Interventionen und Fragetechniken und ich lade Sie dazu ein, mit der Tabelle im Downloadmaterial eine eigene Liste zu entwickeln, die Sie auch um solche Techniken aus der Ergotherapie oder anderen Therapierichtungen ergänzen können, die sich für Sie und Ihre Klienten als nützlich erwiesen haben. Nutzen Sie dieses Buch so, wie es für Ihre Arbeit gewinnbringend ist. Lesen Sie es von vorne nach hinten oder folgen Sie Oskar zu den Interventionen und Fragetechniken, die Sie gerade benötigen.

3.2 Outcome

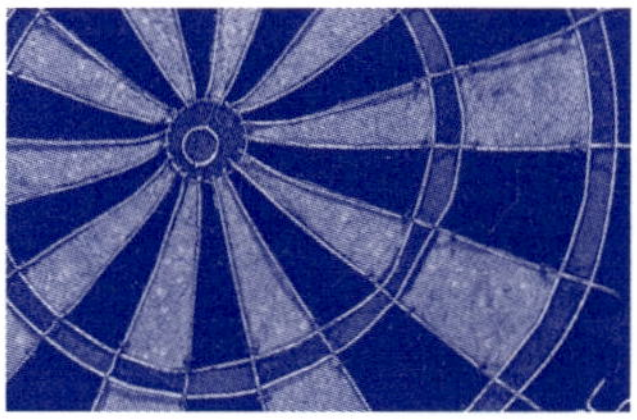

Das Augenmerk der Therapie liegt von Anfang an auf den Erwartungen und dem Auftrag des Klienten. Was erhofft er sich von der Therapie? Wie sieht seine erträumte Zukunft aus? Was sind seine Ziele und welchen Unterschied wird es machen, diese zu erreichen? Daher zählt zu Outcome sowohl die Ziel- und Auftragsklärung als auch der Grund für die Therapie. Dabei wird das Problem als ein Ausgangspunkt gesehen. McKergow und Jackson nannten dies den „Bahnsteig", von dem aus der Klient in Richtung seiner Ziele aufbricht.

Interventionen

- Statt-Plan
- Kreistechnik
- Anamnesekurve
- Walt-Disney-Strategie
- Ressourcenkommode
- Brief aus der Zukunft
- Top-Five-Werte
- Timeline
- Ressourcen darstellen mit Tieren
- Hausaufgaben für Klienten
- Recovery-Karten

Beispielfragen

- *Was müssen wir hier heute tun, damit Sie hinterher sagen: Es war nützlich, dass ich gekommen bin?*
- *Was ist Ihr Ziel für die Therapie?*
- *Was wollen Sie in der Therapie erreichen?*
- *Was hätten Sie gerne anstelle des Problems?*
- *Wenn das Problem gelöst ist, welchen Unterschied wird das für Sie machen?*
- *Was muss in nächster Zeit passieren, damit Sie wissen, dass die Therapie erfolgreich war?*
- *Wovon hätten Sie gerne mehr in Ihrem Leben?*
- *Was möchten Sie langfristig erreichen?*
- *Wie werden Sie wahrnehmen, dass die Therapie hilfreich war?*
- *An welchen Veränderungen in der kommenden Zeit werden Sie merken, dass die Therapie erfolgreich war?*
- *Wie werden Sie merken, dass Therapie nicht mehr nötig und Ihr Ziel erreicht ist?*

- *Woran werden Ihre Kollegen sehen, dass es Ihnen wieder besser geht?*
- *Woran werden Ihre Frau und Ihre Kinder erkennen, dass Sie sich besser fühlen?*
- *Was haben Sie bereits probiert?*

3.3 Situation/Skalieren

Was ist die heutige Situation des Klienten, wie sieht der Kontext aus? Nachdem der Kontext geklärt und die Therapieziele herausgearbeitet sind, gilt es zu untersuchen, ob und inwieweit die heutige Situation dem gewünschten Zukunftsbild bereits entspricht, und Indizien dafür zu finden, dass die erhoffte Zukunft auch realisierbar ist.

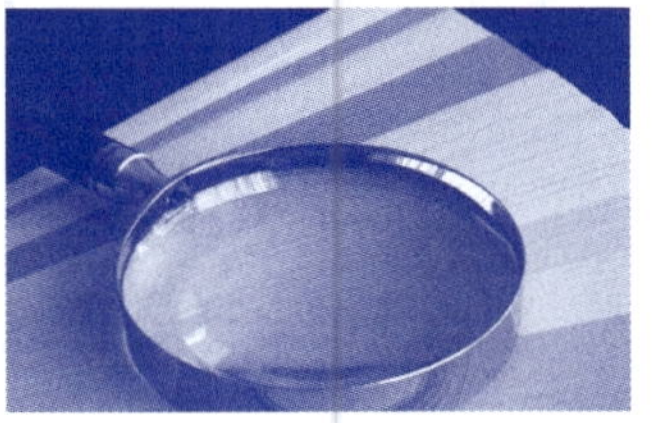

Interventionen

- Skalierungsfragen
- Kreistechnik
- Anamnesekurve
- Ressourcenkommode
- Walt-Disney-Strategie
- Positives Tagebuch
- Timeline
- Ressourcen darstellen mit Tieren
- Ich packe meinen Koffer
- Anteile von mir
- Recovery-Karten

Beispielfragen

Die (Ausgangs-)Situation und den Kontext klären und konkrete Schritte definieren:

- *Wie sind Sie auf diesen Punkt der Skala gekommen?*
- *Wer/was hat Ihnen dabei geholfen?*
- *Was ist noch wichtig zu wissen?*

Skala als Gradmesser der Wirksamkeit von Interventionen in der Therapie, sowie Handlungen des Klienten

- *Was sorgt dafür, dass die Situation besser oder schlechter wird oder gleichbleibt?*
- *Woran erkennen Sie, dass Sie einen Schritt auf der Skala weitergekommen sind?*

3.4 Know-how

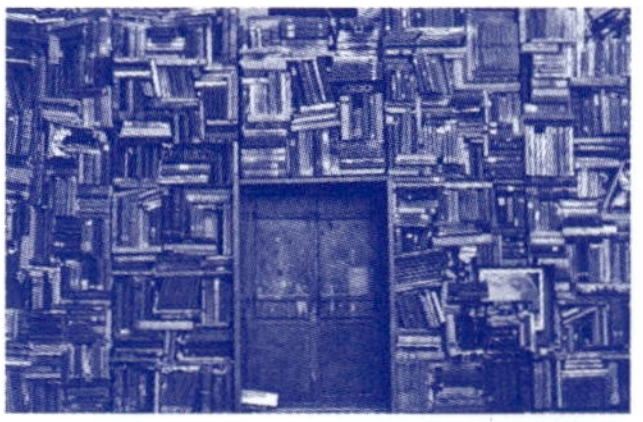

Mit Know-how ist das Finden und Sichtbarmachen von Ressourcen, Stärken, Ausnahmen und Ideen gemeint. Die Kenntnis über eigene Fähigkeiten und frühere Problemlösungen stärken das Selbstvertrauen. Denn alle Details, die hier gemeinsam identifiziert oder ko-kreiert werden, sorgen idealerweise für eine Vergrößerung des Möglichkeitsraumes und eine Stärkung des Fundaments, auf dem der Klient sich bewegt.

Interventionen

- Statt-Plan
- Kreistechnik
- Brillante Momente
- Anamnesekurve
- Walt-Disney-Strategie
- Ressourcenkommode
- Positives Tagebuch
- Brief aus der Zukunft
- Brief in die Zukunft
- Top-Five-Werte
- Timeline
- Ressourcen darstellen mit Tieren
- Das perfekte Problemrezept
- Ich packe meinen Koffer
- Hausaufgaben für Klienten
- Ressourcenspiel
- Andere wollen mit mir befreundet sein, weil …
- Anteile von mir
- Wohlwollendes Hypothetisieren
- Recovery-Karten
- Listen – Select – Build

Beispielfragen

- Ressourcen klären: *Wer/was ist hilfreich?*
- *Welchen Unterschied wird es für Sie machen?*
- *Was haben Sie getan, damit dies geschehen/gelungen ist? Wie haben Sie das geschafft?*
- Details, Details, Details: *Und was noch?*

3.5 Affirm and Action (Bestärken und Handeln)

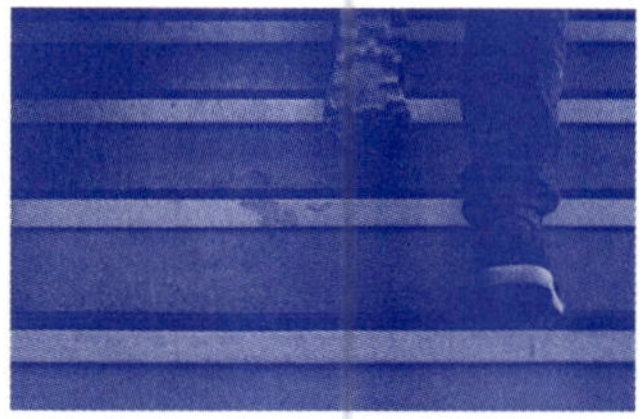

Bei diesem Aspekt geht es zum einen darum, das Erreichte wertzuschätzen und das Selbstvertrauen des Klienten durch direkte und indirekte Komplimente zu stärken. Zum anderen geht es darum, den Klienten darin zu unterstützen, konkrete, machbare Schritte in Richtung seines Zieles zu unternehmen. Dabei basiert die Interaktion auf den Kernaussagen: „Wenn etwas funktioniert, tue mehr davon" und „Wenn etwas nicht funktioniert, tue etwas anderes". Mit einem stärkeren Selbstvertrauen wächst vielfach auch die intrinsische Motivation, da das Gefühl der Selbstwirksamkeit steigt.

Interventionen

- Kreistechnik
- Brillante Momente
- Anamnesekurve
- Walt-Disney-Strategie
- Ressourcenkommode
- Brief aus der Zukunft
- Brief in die Zukunft
- Timeline
- Ressourcen darstellen mit Tieren
- Ich packe meinen Koffer
- Hausaufgaben für Klienten
- Ressourcenspiel
- Andere wollen mit mir befreundet sein, weil …
- Anteile von mir
- Wohlwollendes Hypothetisieren
- Recovery-Karten

Beispielfragen

- *Was geht bereits gut?*
- *Was ist der nächste kleine Schritt?*
- *Wie werden Sie merken, dass Sie einen (halben) Punkt höher auf der Skala sind?*

3

3.6 Review (Reflexion)

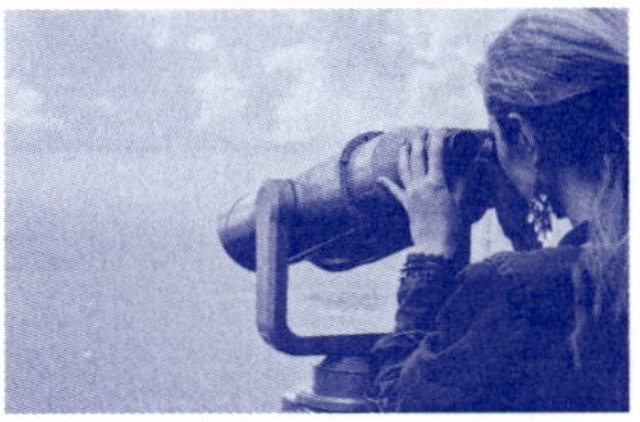

Im therapeutischen Prozess nimmt Reflexion einen wichtigen Stellenwert ein. Im Verlauf der Therapie dient sie der Kontrolle, ob die Therapieziele noch zutreffen und die Entwicklung sich in die richtige Richtung bewegt. Zum Therapieabschluss dient sie der Evaluation der vereinbarten Therapieziele und des Therapieerfolges. Welche Aspekte der Therapie waren nützlich? Es wird danach gestrebt, das Gelernte zu verankern. Welche Ressourcen hat der Klient entdeckt und wie kann er diese in Zukunft weiterhin und in zunehmendem Maße einsetzen?

Interventionen

- Kreistechnik
- Brillante Momente
- Anamnesekurve
- Ressourcenkommode
- Walt-Disney-Strategie
- Positives Tagebuch
- Brief aus der Zukunft
- Brief in die Zukunft
- Top-Five-Werte
- Timeline
- Ressourcen darstellen mit Tieren
- Das perfekte Problemrezept
- Ich packe meinen Koffer
- Hausaufgaben für Klienten
- Ressourcenspiel
- Andere wollen mit mir befreundet sein, weil …
- Anteile von mir
- Recovery-Karten

Beispielfragen

- *Wie nützlich sind die Gespräche für Sie? Was können wir anders machen, um (noch) nützlicher zu sein? Gibt es ein anderes Ziel?*
- *Was war nützlich in der Therapie?*
- *Was war hilfreich und Sie wollen es beibehalten?*
- *Was ist besser geworden?*
- *Welche Fortschritte haben Sie gemacht? Wie ist das gelungen?*
- *Welchen Effekt haben die Veränderungen gehabt?*
- *Wenn diese Entwicklung anhält: Was wird sich als Nächstes verändern? Wie werden andere dies merken?*
- *Wie werden Sie merken, dass dies gelingt?*

Arbeitsblatt: OSKAR-Tabelle

Um Ihnen die Umsetzung des OSKAR-Modells zu erleichtern, finden Sie in dieser Tabelle alle Fragetechniken und Interventionen aus dem Buch, gegliedert nach den Phasen von OSKAR.

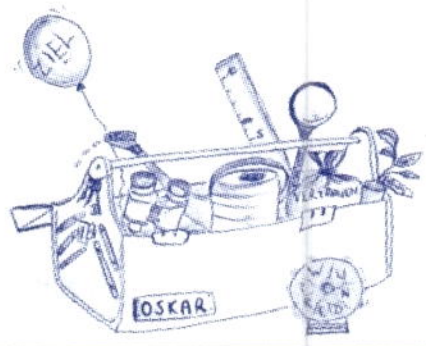

OSKAR	Fragetechniken und Interventionen
Outcome	**Fragetechniken:** Die Sprache des Klienten, Nützlichkeitsfrage, Best Hopes, Wunderfrage, Zirkuläre Fragen **Interventionen:** Statt-Plan, Kreistechnik, Anamnesekurve, Walt-Disney-Strategie, Recovery-Karten, Ressourcenkommode, Brief aus der Zukunft, Top-Five-Werte, Timeline, Ressourcen darstellen mit Tieren
Situation/ **S**kalieren	**Fragetechniken:** Die Sprache des Klienten, Problem-Free Talk, Skalierungsfragen, Ausnahmefragen, Copingfragen, Zirkuläre Fragen, Und was noch-Fragen, Gibt es noch etwas? Was ist besser geworden? **Interventionen:** Kreistechnik, Anamnesekurve, Ressourcenkommode, Walt-Disney-Strategie, Positives Tagebuch, Timeline, Ressourcen darstellen mit Tieren, Ich packe meinen Koffer, Anteile von mir, Recovery-Karten
Know-how	**Fragetechniken:** Die Sprache des Klienten, Nützlichkeitsfrage, Problem-Free Talk, Best Hopes, Wunderfrage, Skalierungsfragen (Wie sind Sie so weit gekommen?), Ausnahmefragen, Copingfragen, Komplimente, Zirkuläre Fragen, Und was noch-Fragen, Reframen, Die Macht der Stille, Gibt es noch etwas?, Listen – Select – Build, Was ist besser geworden? **Interventionen:** Statt-Plan, Kreistechnik, Brillante Momente, Anamnesekurve, Walt-Disney-Strategie, Ressourcenkommode, Positives Tagebuch, Brief aus der Zukunft, Brief in die Zukunft, Top-Five-Werte, Timeline, Ressourcen darstellen mit Tieren, Das perfekte Problemrezept, Ich packe meinen Koffer, Hausaufgaben für Klienten, Ressourcenspiel, Andere wollen mit mir befreundet sein, weil …, Anteile von mir, Wohlwollendes Hypothetisieren, Recovery-Karten, Ausnahmetagebuch
Affirm/**A**ction	**Fragetechniken:** Die Sprache des Klienten, Problem-Free Talk, Skalierungsfragen (einen Schritt höher auf der Skala), Komplimente, Ausnahmen ausweiten, Copingfragen, Zirkuläre Fragen, Reframen, Die Macht der Stille, Was ist besser geworden? **Interventionen:** Kreistechnik, Brillante Momente, Anamnesekurve, Walt-Disney-Strategie, Ressourcenkommode, Brief aus der Zukunft, Brief in die Zukunft, Timeline, Ressourcen darstellen mit Tieren, Ich packe meinen Koffer, Hausaufgaben für Klienten, Ressourcenspiel, Andere wollen mit mir befreundet sein, weil …, Anteile von mir, Wohlwollendes Hypothetisieren, Recovery-Karten
Review	**Fragetechniken:** Die Sprache des Klienten, Nützlichkeitsfrage (nach der Sitzung), Die Macht der Stille, Skalierungsfragen, Ausnahmefragen, Copingfragen, Komplimente, Zirkuläre Fragen, Reframen, Gibt es noch etwas? Listen – Select – Build: Chancen nutzen, Lösungsorientierte offene Fragen, Was ist besser geworden? **Interventionen:** Kreistechnik, Brillante Momente, Anamnesekurve, Ressourcenkommode, Walt-Disney-Strategie, Positives Tagebuch, Brief aus der Zukunft, Brief in die Zukunft, Top-Five-Werte, Timeline, Ressourcen darstellen mit Tieren, Das perfekte Problemrezept, Ich packe meinen Koffer, Hausaufgaben für Klienten, Ressourcenspiel, Andere wollen mit mir befreundet sein, weil …, Recovery-Karten

Für den Therapeuten: Reflexionsbogen Kapitel 3

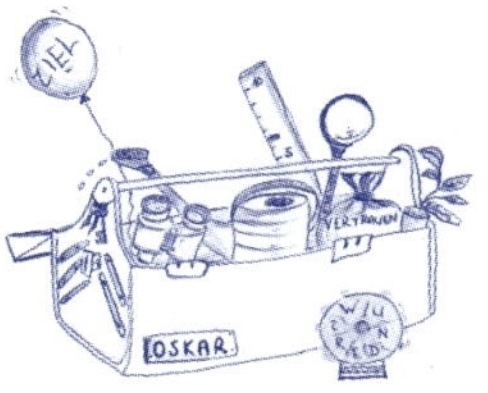

Bei welchen Aspekten von OSKAR fühlen Sie sich bereits sicher? Wie ist Ihnen das gelungen?

Welche ergotherapeutischen Techniken passen am besten zu den verschiedenen Aspekten von OSKAR?

Woran werden Sie es merken, wenn Sie sich mit allen Bereichen von OSKAR gleichermaßen vertraut fühlen? Welchen Unterschied würde dies (für Sie und Ihre Klienten) machen?

4 Systemisch-lösungsorientierte Gesprächsführung

Probleme kann man niemals mit der gleichen Denkweise lösen,
durch die sie entstanden sind.

Albert Einstein

Entsprechend der Haltung des „Leading from behind" dienen Fragen als wichtigstes Mittel der Kommunikation und Intervention im Therapieprozess. Die lösungsorientierten Fragen verglich de Shazer mit einem Dietrich, der bei verschiedensten Schlössern (Problemen) passen kann. Ziel der Fragen ist es nicht, in erster Linie Fakten zu erheben, sondern die Techniken dienen gerade dazu, subjektive Erfahrungen und Sichtweisen des Klienten zu erhalten. Die Fragetechniken und Interventionen sind vor allem auf Gegenwart und Zukunft gerichtet. Der Klient wird eingeladen, Visionen seiner gewünschten Zukunft zu entwickeln: Was hätte er gerne anstelle des Problems (1. Schritt)? In Gegenwart und Vergangenheit wird anschließend nach Erfolgserlebnissen, Ressourcen und Stärken gesucht, die genutzt werden können, um sich der gewünschten Zukunft anzunähern. Der Klient wird aufgefordert, bisherige Lösungsversuche zu beschreiben, neue zu ersinnen und auf ihre Effektivität für das heutige Ziel zu untersuchen (2. Schritt). Die Wirksamkeit der Fragen liegt vor allem darin, dass der Therapeut genau zuhört, was der Klient sagt und ihn mit seinen Fragen dabei unterstützt, Lösungen und Ressourcen zu erkennen oder zu konstruieren (Listen – Select – Build). Im dritten Schritt findet ein Transfer der gefundenen Ideen in den Alltag des Klienten statt. Welche Schritte kann er unternehmen, die ihn näher zu seiner erwünschten Zukunft bringen?
Die Fragen erfüllen neben dem Generieren von Informationen auch den Zweck, Hoffnung zu geben. Dies geschieht durch die Art der Formulierung und aufgrund einer Reihe von Vorannahmen zwischen den Zeilen. Wenn ich den Klienten frage, was er tun wird, um seinem Ziel näher zu kommen, suggeriere ich, dass es Handlungsmöglichkeiten gibt, dass er in der Lage sein wird, diese umzusetzen und sich auf diese Weise seinem Ziel annähern wird.

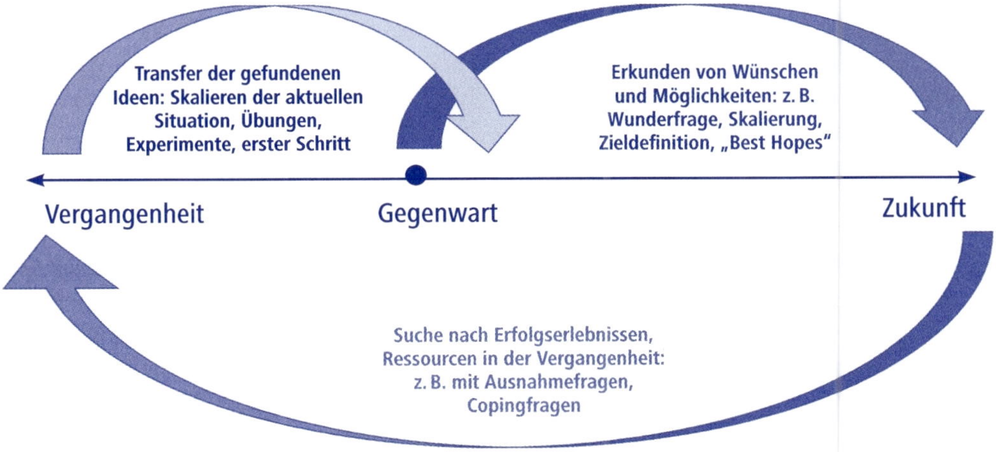
Transfer der gefundenen Ideen: Skalieren der aktuellen Situation, Übungen, Experimente, erster Schritt
Erkunden von Wünschen und Möglichkeiten: z. B. Wunderfrage, Skalierung, Zieldefinition, „Best Hopes"
Vergangenheit
Gegenwart
Zukunft
Suche nach Erfolgserlebnissen, Ressourcen in der Vergangenheit: z. B. mit Ausnahmefragen, Copingfragen

Abbildung adaptiert nach Heinrich Dreesen, Norddeutsches Institut für Kurzzeittherapie (NIK)

4

O
S
K
A
R

4.1 Die Sprache des Klienten verwenden

Hintergrund

Im lösungsorientierten Arbeiten wird nachdrücklich Wert darauf gelegt, die Sprache des Klienten zu verwenden. Dabei geht es um seine Wortwahl und seine Bilder. Auf Basis der lösungsorientierten Fragen konstruiert der Klient Antworten und es entstehen neue Lösungen. Diese Wirklichkeitskonstruktionen sind subjektiv und dem Klienten ebenso eigen wie seine sprachlichen Umschreibungen. Insoo Kim Berg und Steve de Shazer betonten, dass die Nutzung der Sprache des Klienten dem Paraphrasieren oder Zusammenfassen dessen, was der Klient gesagt hat, vorzuziehen sei. Ihrer Ansicht nach signalisieren wir dem Klienten, wenn wir seine Worte umformulieren, dass seine eigene Beschreibung nicht gut genug ist. Geben Sie also eine Zusammenfassung immer im Sinne einer Frage: *„Habe ich Sie richtig verstanden, Sie wünschen sich ...?"* Am besten benutzen Sie dabei auch die genaue Wortwahl des Klienten.

Intention

Es gibt verschiedene Gründe, warum es nützlich und sinnvoll ist, die Sprache des Klienten zu nutzen. Zum einen können wir nicht sicher sein, dass wir genau verstehen, was der Klient mit einem Wort meint und welches Gefühl er dabei hat. Indem wir seine Wortwahl nutzen, kann der Klient in seinen eigenen Bildern bleiben. Zudem können wir, indem wir weiterfragen, die Sicht und Wirklichkeitskonstruktionen des Klienten besser verstehen. Es zeigt zudem, dass wir dem Klienten zuhören und ihn ernst nehmen, und dass es uns nicht um die Meinung anderer geht, z. B. des besorgten Partners, genervten Chefs oder des Therapeuten mit Berufsoptimismus, sondern konkret um die eigene Einschätzung und Meinung des Klienten.
Hinzu kommt, dass die eigenen Worte, beispielsweise beim Sammeln von Ressourcen und Stärken, dem Klienten oft glaubwürdiger erscheinen und sich weniger schnell entkräften lassen – wenn es also nicht nur der Therapeut ist, der Möglichkeiten sieht, sondern der Klient diese selbst benennt. Besonders für Klienten mit negativer Eigenwahrnehmung ist es oft eine große Überraschung, wie viele Ressourcen beispielsweise bei der Kreistechnik (siehe Kapitel 5, S. 97) zusammenkommen.

4.2 Die Nützlichkeitsfrage

Du weißt nie, welche Frage du stellst,
bevor du die Antwort nicht gehört hast.
Steve de Shazer

O S K A R

Hintergrund

Steve de Shazer eröffnete eine Therapiesitzung oftmals mit den Worten: *„Danke, dass Sie heute gekommen sind. Ich hoffe, dass es hilfreich für Sie sein wird. Dafür gibt es keine Garantie. Aber ich werde mein Bestes geben und ich bin sicher, Sie werden dies auch tun."* Eine deutlich weitere Verbreitung hat die folgende Frage gefunden: *„Was muss hier heute geschehen, damit Sie hinterher denken: Es war nützlich, dass ich gekommen bin?"* Diese sogenannte Nützlichkeitsfrage konstruiert Rahmen und Ziel der Sitzung. Auch zum Abschluss des Therapiegespräches wird der Klient gefragt, welche Fragen, Ideen oder Interventionen hilfreich waren.

Intention

Die Nützlichkeitsfrage steht zu Beginn des Therapieprozesses und dient der Auftrags- und Zielklärung. Mit welchen Erwartungen kommt der Klient in die Behandlung? Gleichzeitig ist diese Frage ein gutes Beispiel dafür, wie die spezifische Formulierung einer Frage im lösungsorientierten Arbeiten Intervention an sich ist. Die Wortwahl vermittelt Hoffnung und beeinflusst den Fokus der Behandlung. Diese Frage suggeriert nämlich mehrere Dinge gleichzeitig:

- Durch die Therapie könnte sich etwas verändern, wodurch der Klient das Gefühl haben wird, dass es sich gelohnt hat, zu kommen = eine Verbesserung ist möglich.
- Der Therapeut signalisiert sein Interesse an der Meinung des Klienten.
- Der Therapeut macht deutlich, dass der Klient entscheidet, was besprochen wird, und dass er auch derjenige ist, der beurteilen wird, wie hilfreich das Gespräch gewesen ist.

O
S
K
A
R

Beispielfragen

- *Was muss hier heute geschehen, damit Sie hinterher denken: „Es war nützlich, dass ich gekommen bin"?*
- *Welchen Unterschied werden Sie in den kommenden Wochen und Monaten merken, wenn die Therapie erfolgreich gewesen ist?*
- *Was müssen wir heute hier besprechen, damit Sie hinterher denken: „Es hat sich gelohnt, dass ich gekommen bin"?*
- *Damit unser Gespräch nützlich für Sie ist, was sollte meine erste Frage sein?*
- *Wenn Sie der Therapeut wären, was wäre Ihre erste Frage, um dafür zu sorgen, dass dieses Gespräch hilfreich ist?*

Variante

Die Nützlichkeitsfrage zur Reflexion am Ende der Sitzung

Zum Abschluss der Therapiesitzung und des Therapieprozesses kann die Nützlichkeitsfrage so oder ähnlich erneut eingesetzt werden. Diesmal mit dem Ziel zu reflektieren, was während des Gespräches oder im Verlauf der gesamten Therapie nützlich und hilfreich war, und diese Erkenntnisse zu verankern.

Beispielfragen

- *Was war nützlich für Sie während der heutigen Sitzung?*
- *Was nehmen Sie mit? Und was noch?*
- *Welche Frage oder Intervention ist Ihnen besonders im Gedächtnis geblieben?*
- *Was wollen Sie in den kommenden Wochen weiter nutzen? Welchen Unterschied würde dies machen?*

4.3 Der Problem-Free Talk

Der sogenannte Problem-Free Talk stellt einen positiven Start des lösungsorientierten Therapieprozesses dar. Der Therapeut stellt, unabhängig vom Anliegen, interessierte Fragen über Aspekte und Eigenschaften, die den Klienten als Person ausmachen, ihn interessieren oder ihm liegen. Dabei geht es nicht so sehr um Small Talk als vielmehr um aufrichtiges Interesse an der Person vor uns mit all ihren Facetten.

Intention

Der Problem-Free Talk verfolgt verschiedene Ziele. Zum einen geht es darum, den Klienten kennenzulernen, eine tragfähige therapeutische Beziehung zu kreieren und das Eis zu brechen. Zum anderen gibt ein solcher Start des Therapiegespräches Ihnen die Gelegenheit, erste Ressourcen des Klienten zu entdecken und sein Selbstvertrauen zu stärken. Der Klient erhält damit nämlich neben der Rolle des Hilfesuchenden auch die einer kompetenten Person mit Stärken und Interessen, von denen er berichten kann. Die gefundenen Ressourcen und Hobbys können im weiteren Verlauf der Therapie als Bausteine für Lösungen und Copingstrategien genutzt werden.

Beispielfragen

- *Bevor wir über Ihr Anliegen sprechen, würde ich Sie gerne besser kennenlernen. Können Sie mir mehr über sich erzählen?*
- *Was können Sie besonders gut?*
- *Welche Aktivität macht Ihnen besonders viel Spaß?*
- *Welche Komplimente erhalten Sie von anderen?*
- *Wie verbringen Sie gerne den Alltag?*
- *Welche Aktivitäten unternehmen Sie am liebsten als Familie?*
- *Wenn ich Ihre Kinder fragen würde, was würden die mir erzählen, was Papa besonders gut kann?*

Kreative Varianten im Einzel- oder Gruppensetting

Der Problem-Free Talk eignet sich sehr gut für eine kreative Umsetzung in der Ergotherapie.

Einige Beispiele:

- Erstellen einer Collage zu Themen wie Hobbys, „Der ideale Tag", „Dinge, auf die ich stolz bin", „Erfolgserlebnisse"
- Erstellen eines Waffenschildes mit eigenen Ressourcen und Copingfähigkeiten
- Erstellen einer Mindmap mit eigenen Stärken und Ressourcen
- Erstellen eines Werbeplakates für eine eigene Firma oder ein noch nicht bestehendes Produkt

Weitere Arbeitsblätter

Kreistechnik, Ressourcenkommode

Tipps

1 Auch wenn der Problem-Free Talk darauf abzielt, die Stärken und Fähigkeiten des Klienten zu entdecken, kann es sein, dass der Klient zunächst Anerkennung und Verständnis für die Schwere seiner Situation benötigt. Geben Sie dem Problem dann durchaus Raum, aber achten Sie darauf, welche Ressourcen Sie auch in diesen problembeladenen Schilderungen finden können. Sie können zum Beispiel reagieren mit: *„Das klingt sehr schwierig. Wie gelingt es Ihnen, damit umzugehen?"* Dadurch erfragen Sie, was der Klient selbst als seine Stärken sieht, und Problembeschreibungen erfolgen so immer auf der Copingebene.

2 Vielen Klienten fällt es in der aktuellen Situation schwer, eigene Interessen und Stärken zu benennen, da die Erkrankung oder Einschränkung diese behindert oder überschattet. Negative Symptome einer psychischen Erkrankung können es beispielsweise schwer oder unmöglich machen, Gefühle von Interesse oder Spaß zu empfinden und diese an eine Tätigkeit in der Gegenwart oder Vergangenheit zu koppeln. Versuchen Sie diese Gefühle vorsichtig „auszugraben", nach (früheren) Hobbys zu fragen oder zirkuläre Fragen zu nutzen. Anschließend können Sie genauer darauf eingehen, welche Stärken in diesen Tätigkeiten nützlich sind. In diesem Falle ist es besonders wichtig, die Sprache des Klienten zu verwenden, da selbst formulierte Stärken in eigenen Worten eher angenommen werden.

4.4 Die „Best Hopes" (die größten Hoffnungen) des Klienten

Hintergrund

Die Frage nach der größten Hoffnung des Klienten ist die lösungsorientierte Version der Therapeutenfrage: *„Was bringt Sie zu mir?"*, die den Fokus auf das Problem lenkt, da es der Grund ist, warum der Klient in Therapie kommt. Die Frage nach der größten Hoffnung richtet die Aufmerksamkeit stattdessen auf die Zukunft. Bewusst lautet die Frage: *„Was ist Ihre größte Hoffnung?"* Damit wird impliziert, dass es verschiedene Dinge gibt, die der Klient erhofft, und es wird gezielt nach der wichtigsten Hoffnung gefragt. Die Frage dient ebenso wie die Nützlichkeitsfrage der Zielklärung, geht aber dabei noch einen Schritt weiter als die Nützlichkeitsfrage: Was geschieht jenseits der Therapie? Welche ideale Situation hat der Klient vor Augen, wenn die Therapie erfolgreich und nützlich gewesen ist? Wie sieht sein Leben idealerweise aus, wenn er sein Ziel erreicht hat?

Intention

Je deutlicher der Klient ein Leben ohne Problem oder zumindest mit besserem Coping vor sich sieht, desto eindeutiger wird die Zielklärung und auch der Weg dorthin kann klarer herausgearbeitet und kleinschrittig definiert werden. Und umso größer ist idealerweise die intrinsische Motivation des Klienten, um an dieser Zukunft zu arbeiten. Als Ergotherapeuten erreichen wir mit der Frage nach den größten Hoffnungen eine Art Betätigungsanalyse: Wie verhält sich der Klient, wenn sein Problem weniger oder keinen Raum mehr einnimmt? Inwieweit verändert sich sein Verhalten? Und wie reagieren andere darauf?

Beispielfragen

- *Was sind Ihre „Best Hopes", Ihre größten Hoffnungen für die Zukunft?*
- *Wenn die Therapie erfolgreich ist, wie sieht Ihr Leben danach idealerweise aus?*
- *Was wäre ein kleines, aber untrügliches Zeichen dafür, dass die Dinge sich in die richtige Richtung entwickeln?*
- *Wer würde dies als Erstes bemerken?*
- *Wann war es zuletzt ein bisschen so?*

O
S
K
A
R

4.5 Die Wunderfrage

Die Sprache des Problems
ist nicht die Sprache der Lösung.
Steve de Shazer

Hintergrund

Wer hätte sie nicht gerne: eine Kristallkugel, die uns zeigt, wie unsere Zukunft aussieht – natürlich am liebsten eine positive Zukunft. Die sogenannte Kristallkugeltechnik stammt von dem Hypnotherapeuten Milton Erickson und wurde im lösungsorientierten Arbeiten weiterentwickelt. In einem Interview (Norman et al., 1996) berichtete Steve de Shazer, die Technik in der heutigen Form verdanke ihren Ursprung einem Zufall und seiner Frau. So habe Insoo Kim Berg in einer Therapiesitzung einen depressiven Klienten gefragt, wie sein Leben ohne die Erkrankung aussähe. *„Das wäre ein Wunder"*, soll er geantwortet haben. Insoo Kim Berg besaß die Geistesgegenwart weiterzufragen: *„Stellen wir uns einmal vor, dass dieses Wunder geschehen ist. Welchen Unterschied würde das machen?"* Der Klient begann daraufhin ausführlich von seinem Leben nach dem Wunder zu berichten.

Intention

Die Wunderfrage ist eine ausgezeichnete Möglichkeit, um mit dem Klienten ein Wunschbild seiner Zukunft ohne das Problem zu entwickeln. Sie wird häufig bereits während des ersten Gespräches gestellt (oder so früh wie dies respektvoll möglich ist) und dient der Zielklärung.
Durch die Art der Frage wird die Lösung →externalisiert: Der Klient wird vom Opfer des Problems zu einem „Opfer" der Lösung. Aus dem Bezugsrahmen des Klienten wird eine Zielvision konstruiert. Die gewünschte Situation wird präzise visualisiert und so genau und lebendig wie möglich erfragt und beschrieben.

Was ist das erste kleine Indiz dafür, dass das Wunder geschehen ist? Die detaillierte Beschreibung erlaubt es dem Klienten einerseits, mit allen Sinnen zu erfahren, wie der Tag nach dem Wunder aussieht. Zum anderen steigt mit jedem Detail, das er beschreibt, die Wahrscheinlichkeit, dass er entsprechende Indizien bemerkt und wiedererkennt, wenn diese tatsächlich auftreten.

Indem der Klient im Detail und in allen Facetten beschreibt, wie er sich verhält, wenn sein Leben so verläuft, wie er es sich wünscht, erhalten Sie einen guten

Einblick in sein Handeln und sein Wertesystem. In der Ergotherapie kann dies als Betätigungsanalyse dienen, da das Hauptaugenmerk auf im Verhalten angelegten Veränderungen und deren Relevanz für den Klienten liegt. Inwiefern verhalten der Klient und sein Umfeld sich anders am Tag nach dem Wunder? Welchen Unterschied macht dies für ihn? Je detaillierter und erstrebenswerter diese Zielvision erscheint, desto mehr entsteht beim Klienten voraussichtlich eine intrinsische Motivation, um darauf hinzuarbeiten. Es werden kleine realisierbare Verhaltensweisen erarbeitet. Dadurch lassen sie sich auch eher reproduzieren – ganz ohne Wunder. Auf Basis der gewonnenen Information wird anschließend in Gegenwart und Vergangenheit nach Ausnahmen gesucht, nach Momenten, die der Situation nach dem Wunder bereits etwas ähnelten (die Ein-bisschen-Wunder-Frage) und anhand einer Skala untersucht, wo der Klient sich heute im Verhältnis zum „Tag nach dem Wunder" befindet.

Die wichtigsten therapeutischen Mittel bei dieser Frage sind:

- Der Mut eine ungewöhnliche Frage zu stellen, die der Klient in der aktuellen Situation nicht erwartet
- Geduld und Durchhaltevermögen: Nehmen Sie sich die Zeit, in allen Details zu erfragen, was am Tag nach dem Wunder anders ist. Sie erweisen dem Klienten und sich selbst gleichermaßen einen Dienst, da die Zielvisionen so umso deutlicher werden. Was wünscht sich der Klient anstelle des Problems? Wie sieht sein Alltag im „idealen Leben" ganz genau aus?
- Die Macht der Stille! Halten Sie es aus, wenn der Klient nachdenken muss. Das ist schließlich genau das, was wir erreichen wollen: das Entstehen von neuen Ideen und einen Perspektivwechsel weg vom Problem und hin zum Möglichkeitsraum. Antwortet der Klient mit „Das weiß ich nicht", lassen Sie sich nicht entmutigen. Sie können reagieren mit: *„Das ist auch eine schwierige Frage! Stellen Sie sich vor, Sie wüssten eine Antwort …"*
- Die Wunderfrage hat (mit der Kristallkugeltechnik) ihren Ursprung in der Hypnotherapie: Nutzen Sie die Pausen, um dem Klienten Raum zu geben, sich auf sein Bild des Tages nach dem Wunder einzulassen.

Vorgehen

Erster Schritt: Einbettung und Formulierung der Frage

Ich werde Ihnen eine etwas ungewöhnliche Frage stellen. Sie erfordert etwas Fantasie. (Pause) Nach unserem Gespräch gehen Sie nach Hause und werden den Rest des Tages so verbringen, wie Sie das normalerweise auch tun. (Pause)
Dann wird es Zeit, um schlafen zu gehen. Mitten in der Nacht, während Sie schlafen, geschieht ein Wunder, wodurch alle Probleme, die Sie hierhin gebracht haben, gelöst sind. Aber da Sie tief geschlafen haben, wissen Sie gar nicht, dass ein

O
S
K
A
R

Wunder geschehen ist. (Pause) Was wird morgen früh das erste Anzeichen sein, an dem Sie bemerken, dass das Wunder geschehen ist?

Zweiter Schritt: Die Zielvision erarbeiten

Erfragen Sie in allen Facetten, wie der Tag nach dem Wunder aussehen wird. Und was noch? Finden Sie vor allem gemeinsam heraus, inwiefern der Klient sich nach dem Wunder anders verhält.

- *Was wird das Erste sein, dass Ihnen morgen früh auffällt, was anders ist?*
- *Was werden Sie noch bemerken? Und was noch?*
- *Welchen Unterschied macht das für Sie?*
- *Welche Veränderungen werden Sie und Ihr Partner bemerken?*
- *Ah, Sie tun also … . Wie reagiert Ihr Partner darauf?*
- *Wie werden Sie merken, dass Sie Ihr Ziel erreicht haben/dass die Situation sich verbessert hat?*
- *Stellen Sie sich vor, wir könnten den Tag nach dem Wunder als Film sehen. Was sehen wir Sie dann tun?*

Zirkuläre Fragen

Um weitere Perspektiven zu erhalten hilft es, mit zirkulären Fragen herauszufinden, wie das Umfeld des Klienten reagieren würde.

- *Was würden Ihre Familie/Ihr Chef/Ihr bester Freund mir erzählen, was sich verändert hat?*
- *Was würde Ihren Kindern auffallen, was anders ist am Tag nach dem Wunder? Wie reagieren sie darauf?*
- *Woran würden Ihre Kollegen bemerken, dass das Wunder geschehen ist?*

Dritter Schritt: Wirklichkeit versus Wunder

Wenn das Wunderbild deutlich ist, kann eine Skala dabei helfen einzuordnen, wo der Klient sich heute im Verhältnis zum Wunder befindet.

- *Auf einer Skala mit der 10 als Tag nach dem Wunder und 0 als dem schlimmsten Moment. Wo befinden Sie sich dann jetzt?*

Ausnahmefragen/Ein-bisschen-Wunder-Frage:

- *War es schon einmal einen Moment lang ein bisschen so wie nach dem Wunder? Was war dann anders?*
- *Wann gab es zuletzt einen Augenblick, der ein bisschen war wie nach dem Wunder? Was taten Sie/Ihr Umfeld in diesem Moment?*

Vierter Schritt: Erste kleine Schritte und das Stärken von Selbstvertrauen und Zuversicht!

Begleiten Sie den Klienten dabei, kleine erreichbare Schritte zu entwerfen, um dem ausgemalten Ziel näher zu kommen. Je mehr Sie die Situation gemeinsam in kleine machbare Verhaltensweisen und Interaktionen herunterbrechen, umso machbarer erscheinen diese. So stärken Sie das Selbstvertrauen und die Zuversicht des Klienten, dass es ihm gelingen wird.

- *Welchen ersten kleinen Schritt könnten Sie setzen, der Sie ein Stück höher bringt auf der Skala?*
- *Woran würden Sie merken, wenn Sie einen kleinen Schritt weiter sind in Richtung auf das Wunder?*
- *Was gibt Ihnen das Vertrauen, dass es Ihnen gelingen wird?*
- *Wenn ich Ihre Frau fragen würde: Was weiß Ihre Frau über Sie, das ihr die Gewissheit gibt, dass es Ihnen gelingen wird?*

O S **K** A R

Varianten der Wunderfrage

Vielleicht erscheint Ihnen die ursprüngliche Form der Wunderfrage unpassend für Ihren Klienten oder Sie fühlen sich damit unwohl. Auch hier gilt: Wenn etwas nicht funktioniert, tue etwas Anderes! Es gibt viele Möglichkeiten, die Wunderfrage zu variieren. Wichtig ist es vor allem, den Tag nach dem Wunder in allen Details zu entdecken und herauszufinden, welchen Unterschied die Veränderungen für den Klienten machen.

Allgemeine Varianten

- *Was hätten Sie gerne anstelle des Problems? Wie sieht Ihr Leben nach dem Problem aus?*
- *Woran werden Sie merken, dass Sie nicht mehr hierherkommen müssen?*

Varianten für Klienten mit chronischen oder lebensbedrohlichen Erkrankungen

Auch ein vollkommen unmögliches Wunder oder eine aussichtslose Situation kann in Ziele übersetzt werden, die sehr wohl realistisch sind. Und vielleicht noch wichtiger: Die Wunderfrage kann auch in dieser Situation dabei helfen, ein Wunschbild zu kreieren. Auch in dem Fall ist es also absolut relevant, den Tag nach dem Wunder in allen Details schildern zu lassen.

- *Stellen Sie sich vor, es geschieht ein Wunder, das es Ihnen ermöglicht, Ihr Leben unter den gegebenen Umständen bestmöglich zu gestalten. Woran würden Sie merken, dass dieses Wunder geschehen ist? Wie gelingt es Ihnen dann, mit der Situation umzugehen?*
- *Stellen Sie sich vor, es geschieht ein Wunder, dass es Ihnen erlaubt, die Ihnen bleibende Zeit so gut zu leben, wie es unter den gegebenen Umständen irgend möglich ist. Wie sehen die nächsten Wochen/Monate/ Jahre dann aus?*

O
S
K
A
R

Varianten für Eltern

- *Stellen Sie sich einen Zeitpunkt in der Zukunft vor: Ihre Kinder sind so alt wie Sie heute und kommen Sie besuchen. Sie unterhalten sich über früher. Wie möchten Sie, dass sich die Kinder an Sie erinnern, als Sie in schwierigen Zeiten für die Familie da waren?*
- *Was würden Sie sich wünschen, was Ihre Kinder in 15 bis 20 Jahren im Rückblick darüber erzählen, was gut war in ihrer Kindheit? An welche Dinge werden Sie sich gerne erinnern?*

Weitere Varianten

- Zufallsbegegnung

Stellen Sie sich vor, dass wir uns in einem Jahr zufällig auf der Straße treffen und Sie mir erzählen, dass es Ihnen ausgezeichnet geht. Was ist dann anders? Wie sieht Ihr Leben aus? Welchen Unterschied macht die Veränderung? Was hat sich an Ihrer Situation zu Ihrer Zufriedenheit verändert?

- Ein neues Kapitel

Stellen Sie sich vor, dass Sie eine Geschichte schreiben, bei der Sie mit dem zweiten Kapitel beginnen. Das Problem in allen Facetten wurde zuvor bereits beschrieben. Das zweite Kapitel beginnt am Tag nach dem Wunder. Welche Personen, Aspekte Ihres Lebens, Dinge spielen im zweiten sowie den folgenden Kapiteln eine Rolle? Welche Ideen aus Kapitel zwei könnten Sie heute schon nutzen, wenn Sie nach Hause gehen? Wem wollen Sie eine Protagonistenrolle in den folgenden Kapiteln anbieten?

- Klappentext

Stellen Sie sich vor, Sie arbeiten in einem Verlag. Ihre Aufgabe ist es, den Klappentext für Ihr Lebensbuch zu schreiben. Ein Klappentext soll in der Regel neugierig machen auf die Geschichte. Was würden Sie in Ihren Klappentext schreiben?

- Video

Stellen wir uns vor, ein paar Monate oder Jahre sind vorüber und Ihr Problem ist gelöst. Wenn wir uns ein Video davon ansehen würden, wie Ihr Leben dann aussieht: Was sehen wir in einem solchen Film? Was würden Sie in dem Video tun, das zeigen würde, dass es Ihnen besser geht?

- Brief aus der Zukunft

(siehe Kapitel 5.8)

- Die magische Tür

Stellen Sie sich vor, dass diese Tür magische Kräfte hat. Und wenn Sie durch diese Tür gehen, verschwindet das Problem, das Sie hierhergebracht hat. Was ist dann anders?

- Text auf dem Grabstein

Diese Aufgabenstellung ist nicht morbide, sondern beinhaltet die Frage an den Klienten, wie er leben möchte. Es geht ganz konkret um die Werte, die für ein erfülltes Leben für ihn eine Rolle spielen. Für welche Eigenschaften und Taten möchte der Klient erinnert werden?

Tipp

Es kommt vor, dass Klienten auf die Wunderfrage mit einer utopischen Antwort reagieren. Beispielsweise eine Erkrankung, die verschwunden, ein Partner, der wieder am Leben wäre. Bleiben Sie in dem Fall neugierig und aufrichtig interessiert an den Veränderungen in seinem Leben, die nach diesem Wunder eintreten würden. Der Klient weiß natürlich genauso gut wie Sie, wie utopisch dieses Bild ist. Dennoch ist der Wunsch vollkommen nachvollziehbar. Erarbeiten Sie alle Details: Welchen Unterschied würde das Wunder machen? Wie sieht der Tag nach dem Wunder aus? Was noch? Nehmen Sie ihn in seinen Wünschen ernst und helfen Sie ihm im zweiten Schritt herauszufinden, welche Aspekte des Wunderszenarios auch in der aktuellen Situation denkbar und möglich sind.

Arbeitsblatt Wunderfrage: Fragekarten für die kreative Umsetzung der Wunderfrage im Einzel- oder Gruppensetting

Diese Satzanfänge können auf verschiedene Art genutzt werden. So können die Teilnehmer mit einem oder mehreren dieser Sätze zunächst eine Mindmap mit Aspekten des Tages nach dem Wunder erstellen. Danach kann damit in Form einer Zeichnung, Collage oder Geschichte weitergearbeitet werden. Natürlich können die Klienten auch selbst Texte zu einem oder mehreren Satzanfängen oder einem eigenen Motto schreiben.

Arbeitsblatt: Wunderfrage

Wenn heute Nacht ein Wunder geschieht …

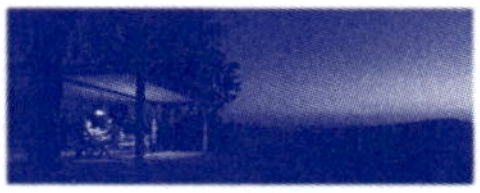

Wenn heute Nacht ein Wunder geschieht, werde ich …	**Das erste kleine Detail, das ich bemerken werde und das mir zeigt, dass ein Wunder passiert, ist …**
Der Unterschied, den das Wunder für mich macht …	**Mein Partner und meine Familie werden sehen, dass …**
Wenn wir uns in fünf Jahren auf der Straße treffen, seht Ihr …	**Wenn ich nach dem Wunder zur Arbeit komme, bemerken meine Kollegen …**
Wenn wir einen Film von meinem Tag nach dem Wunder sehen würden, …	**Das Erste, was meine Kinder nach dem Wunder an mir sehen werden, ist, dass … anders ist**
Wenn es ein Buch über mein Leben nach dem Wunder gäbe …	**Zuletzt war es ein bisschen wie nach dem Wunder, als …**

4.6 Die Skalierungsfragen

Wenn ich nur eine einzige Technik
auswählen dürfte, dann wäre es die Skala.
Steve de Shazer

Entstehung

In einem Interview über den Ursprung der Fragetechniken erzählte Steve de Shazer, dass die ersten Klienten, die ins Brief Therapy Family Center in Milwaukee kamen, oft Skalierungen nutzten, um einen Zustand zu beschreiben, oder auf Fragen mit einem Skalenwert antworteten. Hieraus entstanden nützliche Gespräche und so begann das Team, Skalen aktiv und regelmäßig einzusetzen (Norman et al., 1996). Die Skalen halfen dabei, vage Antworten und Beschreibungen zu konkretisieren und damit Situation und Ziele besser zu begreifen. Im Laufe der Zeit wurde die Technik stets erweitert und verfeinert. Steve de Shazer sagte oft, seine Frau Insoo sei die Erste gewesen, die eine Skala in allen Facetten genutzt habe. Wie so viele andere Techniken auch, sei die Skala entwickelt worden, indem er beobachtet habe, was Insoo und ihre Klienten taten.

Intention

Die Skala ist eine der am häufigsten angewandten Techniken in der lösungsorientierten Gesprächsführung. Sie verbindet die Gegenwart mit der erhofften Zukunft des Klienten und den Copingstrategien und Ausnahmen in der Vergangenheit. Sie ist in vielerlei Hinsicht ein wirkungsvolles Interventionsmittel. Beispielsweise ist sie eine effektive Methode, um mit Klienten eine glaubwürdige Alternative zu einem Alles-oder-nichts-Denken zu erarbeiten, indem alle relevanten Faktoren erfragt werden. Dadurch hilft ihr Einsatz dabei, in der Therapie gemeinsam eine differenzierte Sicht auf die Situation und den Kontext zu entwickeln. Grundgedanke ist es, herauszuarbeiten, welche Aspekte im Leben des Klienten sowie im Therapieprozess hilfreich und nützlich sind und diese auszuweiten. Wenn etwas funktioniert, tue mehr davon! Das Verhalten, das den Klienten auf der Skala bislang bereits weitergebracht hat, kann voraussichtlich auch dabei helfen, sich noch etwas weiter in Richtung des Ziels zu bewegen.
Das Ziel des Klienten lässt sich auf einer Skala klar definieren und der Weg dorthin in konkrete kleine Schritte gliedern. Alle Handlungsalternativen können anhand der Skalenwerte daraufhin überprüft werden, ob sie die Situation besser oder schlechter machen beziehungsweise keine Veränderung erzeugen. Hinzu kommt, dass die Erwartungen des Klienten an sich selbst relativiert werden können: Mit welchem Wert auf der Skala wäre er zufrieden?

O
S
K
A
R

Indem jeder Fortschritt sicht- und messbar wird, können Selbstvertrauen und Zuversicht gestärkt werden (Wie ist es gelungen, von der 0 zur 4 zu kommen?). Auch lassen sich Ressourcen klären (Wer/was kann helfen, auf der Skala einen Schritt weiter zu kommen? Was war in der Vergangenheit in einer ähnlichen Situation nützlich?).

Es kommt hinzu, dass eine detailliert ausgearbeitete Skala dem Therapeuten dabei hilft, den Klienten besser zu verstehen und zu begleiten – sowohl bei der Wertschätzung des bereits Erreichten, als auch bei der Beantwortung der Frage, wie ein erster kleiner Schritt in Richtung des Zieles aussehen kann. Und das Erfragen der Skalenwerte und Akzeptieren der Sicht des Klienten senden gleichzeitig das Signal, dass die Einschätzung des Klienten wichtiger ist als die eigene. Zusätzlich kann die Skala genutzt werden, um den Therapieprozess selbst zu evaluieren, indem wir anhand der Skala stets überprüfen, ob sich die Behandlung in die gewünschte Richtung bewegt und das Therapieziel noch stimmt.

Vorgehen

Erster Schritt

Führen Sie die Skala ein und zeichnen Sie diese auf eine Flipchart oder auf ein Papier. Definieren Sie gemeinsam mit dem Klienten ganz konkret, wofür die 0 und die 10 stehen.

- *Auf einer Skala von 0 bis 10, wobei die 10 für den Tag nach dem Wunder steht und die 0 für das genaue Gegenteil, wo befinden Sie sich dann heute?*

Zweiter Schritt

Lassen Sie den Klienten selbst markieren, wo er sich aktuell sieht. Die Zahlen und Abstände dazwischen sind eventuell sehr subjektiv. Erarbeiten Sie anschließend detailliert, was den heutigen Skalenwert ausmacht und notieren Sie alle Details in der Sprache des Klienten. Geben Sie Anerkennung für das bisher Erreichte!

- *Was macht, dass der Wert eine … und nicht eine 0 ist?*
- *Es ist sehr beeindruckend, dass Sie schon so weit gekommen sind. Wie sind Sie zur … gelangt?*
- *Was haben Sie selbst getan? Wer/was hat Ihnen dabei geholfen? Und was noch?*

Dritter Schritt

Erarbeiten Sie gemeinsam, was für den Klienten anders wäre, wenn er auf der Skala bereits einen (halben) Punkt höher wäre. Inwiefern verhielte er sich dann anders? Welchen Unterschied würde das machen? Welche kleinen Schritte können dafür sorgen, dass er diesen halben Punkt weiter kommt?

- *Stellen Sie sich vor, dass Sie einen halben oder einen ganzen Punkt höher auf der Skala sind. Was ist dann anders?*
- *Welchen Unterschied würde diese Veränderung machen?*
- *Was würde/n Ihre Familie/Ihre Kollegen merken, was dann anders ist? Und was noch? ...*

O
S
K
A
R

Vierter Schritt

Erfragen Sie, wann es in der Gegenwart oder Vergangenheit Ausnahmen gab.

- *Gab es schon einmal einen Moment, in dem Sie höher auf der Skala waren?*
- *Was war damals anders? Und was noch?*
- *Wann war es zuletzt ein bisschen so wie nach dem Wunder?*
- *Was haben Sie getan? Wie ist Ihnen das gelungen?*
- *Was war noch hilfreich?*

Fünfter Schritt

Es kann sehr nützlich sein, die 10 zu relativieren. Es ist oftmals nicht einmal nötig oder möglich, die 10 dauerhaft zu erreichen.

- *Es kommt sehr selten vor, dass man dauerhaft bei der 10 bleibt. Wunder sind sehr selten. Mit welchem Skalenwert wären Sie zufrieden?*
- *Wann würden Sie sich zutrauen, wieder zu arbeiten?*
- *Wie würden Sie es merken, dass Sie diesen Punkt erreicht haben?*

? Beispielfragen

4

Anfangsfragen

- *Wenn 0 für den schwierigsten Moment steht und 10 für den Tag nach dem Wunder, wo befinden Sie sich dann heute?*
- *Nehmen wir an, die 0 ist der schlimmste Moment, schlimmer kann das Problem nicht werden. Und bei der 10 ist das Problem, das Sie heute hierhergebracht hat, vollkommen gelöst. Wo befinden Sie sich heute?*

Wertschätzung des Erreichten, Ressourcen sammeln

- *Wie kommt es zu dem Wert ...? Können Sie mir mehr darüber erzählen?*
- *Wie haben Sie es geschafft, dorthin zu kommen, wo Sie jetzt stehen?*
- *Wie ist es Ihnen gelungen, von der 0 zur ... zu kommen?*
- *Was ist bei ... anders als bei 0?*
- *Wie kommt es, dass Sie bei ... stehen und nicht bei 0?*
- *Was haben Sie bereits erreicht? Wie ist Ihnen das gelungen?*
- *Wer/was hat geholfen, bereits so weit zu kommen? Was hat XY getan? Was haben Sie selbst getan?*

Arbeitsblatt: Skalierungsfrage

Thema der Skala: ______________________________

Datum: ______________________________

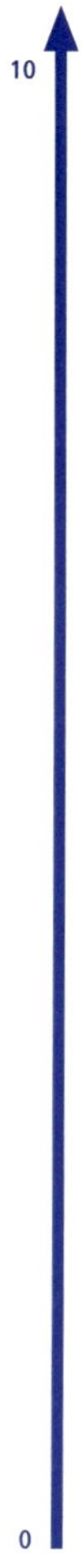

- *Die Situation ist sehr schwer für Sie: Wie schaffen Sie es, dass Sie auf der 1 sind und nicht auf der -5?*
- *Wer/was ist besonders hilfreich und inwiefern?*

Der erste kleine Schritt:

- *Was müssen Sie tun, um noch einen Schritt weiterzukommen auf der Skala? Wer/was kann Ihnen dabei helfen?*
- *Was ist anders bei …+1?*
- *Was ist dafür nötig? Was können Sie selbst tun? Wer kann Sie dabei unterstützen?*
- *Wie sieht der erste kleine Schritt aus?*
- *Was wären die ersten Anzeichen dafür, dass Sie einen Schritt weiter sind?*
- *Wann haben Sie sich bereits einmal so gefühlt? Was war da anders? Was haben Sie anders gemacht?*
- *Was würde Ihre Partnerin/Ihr Kollege merken, wenn Sie einen Schritt weiter sind auf der Skala?*
- *Nehmen wir an, Sie wären auf der Skala schon bei …+1: Woran würden Sie das merken? Woran würde Ihr Chef das merken?*
- *Was würde Ihre Familie/Ihr Chef/Ihr bester Freund mir erzählen, was sich verändert hat?*
- *Was wäre das erste kleine Indiz dafür, dass Ihnen zeigen würde, dass Sie einen Schritt weitergekommen sind?*
- *Wie würde sich dies auf Ihren Alltag auswirken? Was würde sich dadurch in Ihrem Arbeitsalltag verändern? Und wie würde Ihr Umfeld darauf reagieren?*

Ausnahmen/Die Ein-bisschen-Wunder-Frage

- *Wann war es in den letzten Wochen/Monaten schon einmal ein bisschen wie nach dem Wunder? Was war in den Momenten anders?*
- *Gab es in letzter Zeit schon einmal Momente, in denen Sie etwas höher waren auf der Skala? Was war dann anders? Wie haben Sie sich in diesem Moment verhalten? Wie haben andere darauf reagiert?*
- *Wenn ich Sie in so einem Moment sehen könnte, was sähe ich Sie dann tun?*

Relativieren der Erwartungshaltung

- *Die 10 ist die perfekte Situation (der Tag nach dem Wunder). Mit welchem Wert auf der Skala wären Sie bereits zufrieden?*
- *Reicht es aus, wenn Sie stabil auf Wert … sind oder möchten Sie noch höher kommen auf der Skala?*
- *Wie werden Sie merken, dass Sie Ihr Ziel erreicht haben/dass sich die Situation verbessert hat?*

O S K A R

- *Bei welchem Wert sind diese Gespräche nicht mehr notwendig? Wann brauchen Sie nicht mehr hierher zu kommen?*
- *Wunder sind sehr selten. Mit welchem Skalenwert könnten Sie gut leben?*
- *Bei welchem Skalenwert würden Sie sich trauen, wieder arbeiten zu gehen?*

Verschlimmerungsfrage

- *Was müssten Sie tun, um dafür zu sorgen, dass es schlimmer wird?*
- *Wie haben Sie es geschafft, dass die Dinge nicht noch schlimmer geworden sind?*
- *Wie können Sie in der Zukunft dafür sorgen, dass das Problem nicht schlimmer wird?*
- *Wie ist es Ihnen gelungen, dass Sie trotz aller Schmerzen noch auf einer 0,5 stehen und nicht auf -5?*
- *Wenn 10 bedeutet, Sie halten den Kopf gerade eben über Wasser, wo befinden Sie sich jetzt?*

Skalieren von Hoffnung und Zuversicht

- *Auf einer Skala von 0 bis 10, wobei 0 dafür steht, dass Sie keinerlei Hoffnung haben, dass Sie Ihr Ziel erreichen und 10 dafür, dass Sie Ihr letztes Geld darauf verwetten würden, dass es Ihnen gelingt, wo stehen Sie dann jetzt?*
- *Auf einer Skala von 0 bis 10, wie zuversichtlich sind Sie, dass es Ihnen gelingt, Ihr Ziel zu erreichen?*
- *Auf einer Skala von 0 bis 10, wobei 0 bedeutet, dass Sie überhaupt keine Hoffnung haben und die 10 dafür steht, dass überhaupt nichts schiefgehen kann: Wo stehen Sie dann jetzt? Was macht es eine 10? Und was noch?*
- *Was gibt Ihnen die Hoffnung, dass dies gelingen wird?*
- *Welche Ihrer Fähigkeiten/welches Erfolgserlebnis aus der Vergangenheit könnten Sie einsetzen, um einen Schritt höher zukommen?*
- *Wie optimistisch sind Sie, dass es Ihnen gelingen wird, wieder zu arbeiten?*
- *Wie zuversichtlich sind Sie, dass Sie sich auf … halten können? Was gibt Ihnen dieses Vertrauen?*
- *Bei welchem Wert auf der Skala trauen Sie sich zu, wieder nach Hause zu gehen?*

Skalieren der Motivation für Veränderung und Einsatzbereitschaft

- *Wie motiviert sind Sie, um sich für dieses Ziel einzusetzen?*
- *Auf einer Skala von 0 bis 10: Auf der 0 sind Sie nicht dazu bereit, auch nur irgendetwas dafür zu tun, um Ihr Ziel zu erreichen. Bei der 10 ist es Ihnen jeglichen Einsatz wert, um Ihr Ziel zu erreichen. Wo befinden Sie sich dann jetzt?*

Eine Behandlung/einen Therapieprozess evaluieren

- *Wenn 0 für den Tiefpunkt steht, den schlimmsten Moment, den Sie erlebt haben, und 10 für den Tag nach dem Wunder: Wo befinden Sie sich dann jetzt?*
- *Wenn 0 für den Moment steht, in dem Sie in Therapie gekommen sind, und 10 dafür steht, dass Sie die Gespräche nicht mehr benötigen: Wo befinden Sie sich dann jetzt? Was macht es den Wert ...?*
- *Welchen Unterschied macht es für Sie, wenn Sie morgens wieder Ihren Kindern das Pausenbrot schmieren können? Und was noch?*
- *Wie weit sind Sie bereits auf dem Weg zu Ihrem Ziel? Wie weit sind Sie bereits vorangekommen?*

Selbstwirksamkeit

- *Wenn 0 dafür steht, dass Sie selbst keinerlei Einfluss auf das Problem und die Lösung haben, und 10 dafür, dass Sie keinerlei Hilfe benötigen, um damit umzugehen: Wo sehen Sie sich jetzt?*
- *Wieviel Einfluss haben Sie selbst auf die Situation? Von 0: „Ich kann überhaupt nichts tun" bis 10: „Ich bin vollkommen Herr der Lage und habe die Situation völlig unter Kontrolle"?*
- *Was können Sie tun, um auf Wert ... zu bleiben?*

Gruppen-/Team-Kontext skalieren

- *Auf einer Skala von 0 bis 10, wobei 0 für unterkühlt und destruktiv steht und 10 für eine hervorragende Zusammenarbeit, wie schätzen Sie die heutige Atmosphäre im Team ein?*
- *Auf einer Skala von 0 bis 10, wobei 0 dafür steht, dass Sie sich in Ihrem Team in keiner Weise wertgeschätzt fühlen und 10 dafür steht, dass Sie alle Wertschätzung erfahren, die Sie sich nur wünschen können: Wo sehen Sie sich aktuell?*

Tipps

1 Manche Klienten kennen Skalen aus anderen Settings, beispielsweise der Schmerztherapie oder zur Evaluation von Suizidalität. Dies sorgt verständlicherweise manchmal zunächst für Skepsis oder Ermüdungserscheinungen, was die Intervention angeht. In meiner Erfahrung reicht es allerdings in der Regel aus, dem Klienten zu erklären, dass eine Skala ein sehr effektives Mittel ist, um die heutige Situation und seine Ziele so gut wie möglich zu begreifen und konkrete (Fort-) Schritte zu bestimmen.

2 Erfragen Sie viele Details! Die ersten Antworten, die ein Klient gibt, sind oftmals noch die Aussagen, die er schon oft gehört, gedacht und gesagt hat. Seien Sie nicht zu schnell zufrieden, sondern fragen Sie mehrfach nach: *Und was noch?* Oftmals kommen die verblüffenden Antworten erst nach einer Weile. Der Klient muss mehr darüber nachdenken. Und damit steigt die Wahrscheinlichkeit, dass er neue Ideen und Erkenntnisse finden wird, die eine Veränderung ermöglichen.

3 Skalenwerte sind subjektiv. Ziehen Sie die Einschätzung des Klienten nicht in Zweifel. Der Klient ist der Experte, seine Einschätzung zählt und ist aufschlussreich. Sie gibt Ihnen zudem ein gutes Bild seiner erlebten Realität, seines Leidensdruckes und seines Gefühls von Selbstwirksamkeit. Wenn ein Klient Ihrer Meinung nach sich oder die Situation auf der Skala zu positiv einschätzt, behalten Sie eine offene und interessierte Haltung. Wie ernst schätzt er die Situation ein und wie groß ist seine Zuversicht? Beides können Sie auf separaten Skalen klären. Stellen Sie Fragen aus aufrichtigem Interesse.

- *Was gibt Ihnen die Zuversicht, dass es gelingen wird?*
- *Was würde Ihr bester Freund sagen?*
- *Was müsste Ihr Arbeitgeber Sie tun sehen, um darauf zu vertrauen?*
- *Wie werden Sie dies schaffen?*

Einsatz der Skala im weiteren Therapieverlauf

Intention

Es kann sehr hilfreich sein, dieselbe Skala in Folgesitzungen erneut als Assessmentinstrument einzusetzen. Fortschritte lassen sich so deutlich aufzeigen und damit die Zuversicht des Klienten stärken. Allerdings sollten Sie jeweils zunächst ein Blankoformular nutzen, um erneut zu skalieren. Es kann sonst vorkommen, dass ein Klient eigentlich einen höheren Wert genannt hätte, aber beim Sehen der Skala der Vorwoche bei diesem niedrigeren Wert bleibt. Mit einer neuen Skala erhalten Sie eine tatsächliche Momentaufnahme.

Vorgehen

Wenn der Klient sich auf seiner Skala weiter in die gewünschte Richtung bewegt: Fragen Sie im Detail nach, was sich verändert hat und besser geworden ist und wie es ihm gelungen ist, dies zu erreichen. Machen Sie dem Klienten Komplimente zu diesen Erfolgen, so klein diese auch sein mögen. Wichtig ist, dass es vor allem um indirekte Komplimente geht: *Wie ist Ihnen das gelungen?* Indem der Klient selbst schildert, was zu der positiven Veränderung beigetragen hat, erhalten die genannten Ressourcen mehr Glaubwürdigkeit, da der Klient in eigenen Worten schildert, was er zu der positiven Veränderung beigetragen hat. Dies unterstreicht die Selbstwirksamkeit. Und Sie können gemeinsam mit dem Klienten Strategien finden, um noch einen Schritt weiterzukommen, indem der Klient die Ressourcen erneut einsetzt.

Beispielfragen für Folgesitzungen

Wenn die Skala sich zum Positiven verändert hat, liegt der Fokus darauf, das Erreichte wertzuschätzen und Hoffnung und Selbstvertrauen zu stärken, indem herausgearbeitet wird, was der Klient genau zu der Verbesserung beigetragen hat und wer/was hilfreich war.

- *Ich bin beeindruckt, dass Sie bereits auf der 4 sind. Wie haben Sie das geschafft?*
- *Das muss eine sehr schwierige Zeit gewesen sein. Wie ist es Ihnen gelungen, sie durchzustehen und die Situation sogar zum Guten zu verändern?*

Wenn die Skala ziemlich gleich geblieben ist, liegt der Fokus auf Komplimenten für die Copingstrategien und das Durchhaltevermögen des Klienten.

- *Wie ist es Ihnen gelungen, dies auszuhalten? Wer/was hat dabei geholfen?*
- *Was haben Sie getan, um zu verhindern, dass es schlimmer wird?*

Wenn der Klient sich auf der 0 oder nur knapp darüber einschätzt:

- *Wie kommt es, dass Sie nicht bei der -5 sind? Wie ist Ihnen das in dieser schwierigen Situation gelungen?*
- *Was haben Sie getan, um dafür zu sorgen, dass es nicht noch viel schlimmer ist?*

Varianten

Es gibt endlose Variationsmöglichkeiten, um eine Skala einzusetzen. Je nachdem, in welchem Kontext Sie arbeiten und abhängig von den vorhandenen Materialien und persönlichen Vorlieben, lassen sich Skalen sehr unterschiedlich umsetzen.
Im Folgenden finden Sie einige Beispiele, wie Sie Skalen auf kreative Art und Weise einsetzen können.

Kreative Medien

Der Einsatz kreativer Medien kann helfen, um eine Skala noch persönlicher und visueller zu gestalten. Einige Möglichkeiten sind das Zeichnen oder Erstellen von Collagen oder der Einsatz von Bildkarten oder Ähnlichem, um Punkte auf der Skala sowie Ressourcen und Probleme darzustellen. Der (ergotherapeutischen) Kreativität sind hierbei keine Grenzen gesetzt. Die Skala lässt sich auf diese Weise personalisieren und wenn nötig vereinfachen, beispielsweise bei Kindern oder Klienten mit kognitiven Einschränkungen. Wenn Klienten (aus welchen Gründen auch immer) mit einer Zahlenskala nichts anfangen können oder nicht damit zurechtkommen eignen sich beispielsweise

- Emojis
- Piktogramme oder Symbole, die für den Klienten relevant und verständlich sind.

Skala personalisieren

- Fiktive oder tatsächliche Persönlichkeiten als Skalenwerte. Beispielsweise eine Skala zu Mut, wobei Pipi Langstrumpf die 10 ist, Annika die 0. Oder eine Skala zu Verlässlichkeit, wobei es Annika ist, die die 10 darstellt.
- Nutzen Sie persönliche Interessen oder Bezugsrahmen des Klienten.

O S K A R

Eine Skala im Raum

Mit einer Skala im Raum lässt sich der Fortschritt visualisieren und sogar körperlich erfahrbar machen. Hierzu lassen Sie die Klienten die Zahlen der Skala im Therapieraum oder beispielsweise im Gang selbst auslegen. Auch hier gilt: Die Abstände sind subjektiv. Auch bei dieser Umsetzung erfragen Sie die Umschreibungen der Skalenwerte detailliert und schreiben die Informationen in den Worten des Klienten auf Moderationskarten und legen diese zu den einzelnen Zahlen. Die Nutzung des Raumes hilft dabei, die Perspektive zu verändern und sich in die Skalenwerte hineinzudenken. Die Schritte zwischen den Skalenwerten können auf diese Weise tatsächlich durchlaufen und dabei genau umschrieben werden. Der Klient kann erfahren, wie es sich anfühlt, auf der 10 zu stehen und zurückzublicken auf die Schritte, die er gesetzt hat, und diese „rekapitulieren".

- *Wie ist es Ihnen gelungen, bis hierher zu kommen?*
- *Welche Schritte haben Sie unternommen?*
- *Welche Schritte waren schwierig und wer hat Ihnen dabei geholfen?*
- *Wie haben Sie es allen Widrigkeiten zum Trotz geschafft, diese Schritte zu setzen?*

O S K A R

4.7 Die Ausnahmefragen

Welche (kleinen) Dinge im Leben des Klienten sind bereits so gut, dass sie sich nicht verändern dürfen? Die Ausnahmefragen generieren Wissen darüber, wann, wo und bei wem der Klient sich wohl(er) fühlt. Sind die Ausnahmen bekannt, wird nach Möglichkeiten gesucht, diese erneut und häufiger auftreten zu lassen.

Hintergrund

Eine der Grundannahmen der **lösungsorientierten Therapie** ist es, dass Veränderung ständig auftritt, nichts immer gleich bleibt. Dies bedeutet auch, dass kein Problem vierundzwanzig Stunden am Tag, sieben Tage in der Woche gleich stark ist. Es gibt immer Momente, in denen das Problem weniger groß und übermächtig ist, und Situationen, in denen es hätte auftreten können, aber dies nicht tat. Es geht in diesem Schritt darum, alle Ausnahmen vom Problem zusammenzutragen, wie klein und unscheinbar sie auch erscheinen mögen. Diese Situationen zu kennen und die dabei relevanten Faktoren zu identifizieren, gibt uns wichtige Informationen für die Ko-Kreation von Lösungen im weiteren Prozess.

Intention

Das Stellen der Ausnahmefragen sorgt für einen Perspektivwechsel. Anstatt nach der Regel zu suchen (Wann sind die Symptome besonders stark?) wird nach der Ausnahme gefragt (Wann geht/ging es dem Klienten in der Gegenwart oder Vergangenheit schon einmal etwas besser?). Wir forschen nach Situationen, die für den Klienten einen Unterschied gemacht haben und erfragen, was diesen Unterschied auf der Verhaltensebene ausgemacht hat:
Was ist in diesen Situationen anders (besser) gewesen? Wie hat sich der Klient in diesen Situationen verhalten? Wie ist ihm das gelungen? Welchen Effekt hatte sein Verhalten? Welchen Unterschied machte dies? Die so gewonnenen Informationen können genutzt werden, um Lösungsstrategien zu entwickeln. Oft haben unsere Klienten bereits viel probiert, um ihr Problem in den Griff zu bekommen. Manches hat geholfen, anderes nicht. Anstatt das „dysfunktionale" Verhalten des Klienten zu identifizieren und zu verändern, geht es bei der Lösungsorientierung in erster Linie darum, sein konstruktives, funktionales Verhalten zu erkennen und auszuweiten. Die Antworten auf Ausnahmefragen ermöglichen den Zugang zu Ressourcen: Wenn etwas funktioniert, tue mehr davon! Wir gehen mit diesen Fragen zusammen mit dem Klienten auf die Suche nach für ihn glaubhaften Indizien dafür, dass die Situation besser werden kann. Ziel ist es, Selbstvertrauen und Optimismus zu

stärken: Was dem Klienten in der Gegenwart oder Vergangenheit bereits gelungen ist, kann auch erneut gelingen. Wie kann er dafür sorgen, dass solche Momente erneut vorkommen? Wie kann er diese Verhaltensweisen auch in anderen Situationen einsetzen, um die Ausnahmen „auszuweiten"?

? Beispielfragen für Folgesitzungen

- *Was ist in Ihrem Leben bereits so gut, dass es sich auf keinen Fall verändern soll?*
- *War es schon einmal ein bisschen so wie nach dem Wunder? Erzählen Sie mir davon …*
- *Wann war es zuletzt ein bisschen wie nach dem Wunder?*
- *Wann tritt das Problem nicht auf? Was ist in solchen Momenten anders?*
- *Gibt es Zeiten, in denen das Problem nicht vorhanden oder weniger stark ist?*
- *Was tun/denken Sie dann? Wie reagieren Ihre Kollegen darauf?*
- *Wann waren die Schmerzen nicht vorhanden oder weniger heftig?*
- *Wann war die Situation weniger bedrückend oder es gelang Ihnen besser, damit umzugehen?*
- *Wann ist die Situation etwas besser? Welchen Unterschied macht es für Sie?*
- *Was ist anders in Momenten, wenn es etwas besser ist? Wie verhalten Sie sich dann?*
- *Zu welchem Zeitpunkt in der vergangenen Woche hatten Sie mehr Hoffnung?*
- *Wann gelang es Ihnen (etwas besser) damit umzugehen?*
- *Bei welchen Tätigkeiten zu Hause oder bei der Arbeit fühlen Sie sich selbstbewusster?*
- *Haben Sie in der Vergangenheit schon einmal ein ähnliches Problem lösen können? Wie haben Sie das geschafft? Wer/was hat Ihnen dabei geholfen?*
- *Tun Sie so, als hätten Sie etwas dazu getan, was könnte das sein? Hat die Lösung sich auf Sie gestürzt und Sie überfallen?*
- *Nehmen wir einmal an, Ihre Familie hätte etwas dazu beigetragen. Was könnte das sein?*
- *Was lief in den letzten Wochen so gut (bei der Arbeit/in der Familie), dass Sie es auf jeden Fall beibehalten möchten?*
- *Was können Sie tun, damit diese Dinge öfter passieren?*
- *Gab es schon einmal Zeiten, wo Sie etwas höher auf der Skala waren, wenn auch vielleicht nur ganz kurz? Was taten Sie in diesen Momenten?*

O
S
K
A
R

Ausnahmen ausweiten:

- *Was war anders in den genannten Situationen?*
- *Was müsste passieren, damit dies öfter geschehen kann?*
- *Was würden Sie dafür tun/was müsste Ihr Chef dafür tun, damit dies öfter vorkommt?*
- *Was sieht Ihre Partnerin Sie anders tun? Was sehen Ihre Kinder?*
- *Wenn diese Momente in ihrem Privatleben/Berufsleben eine größere Rolle einnehmen würden: Welchen Unterschied würde das machen?*
- *Was wissen Sie über die Situation, das Ihnen das Vertrauen gibt, dass diese Situation öfter vorkommen wird?*

Tipps

1 Da der Fokus des Klienten oftmals lange Zeit allein auf dem Problem gelegen hat, bedarf diese Herangehensweise oft einiger Übung. Manchmal weckt sie sogar Skepsis und erscheint übertrieben schönmalerisch oder optimistisch. Dabei werden das Problem und das Leiden des Klienten nicht verharmlost. Durch den Fokus auf Ausnahmen vom Problem wird einzig das Bewusstsein gestärkt, dass es in der Gegenwart und Vergangenheit bereits Ausnahmen gegeben hat und es dem Klienten bereits möglich war, mit dem Problem umzugehen. Das kann also auch erneut gelingen.

2 Bei Klienten, die aktuell ein sehr geringes Selbstwert- und Selbstwirksamkeitsgefühl haben, kann es hilfreich sein, die Frage noch sensibler zu stellen: Anstatt zu fragen, wann es ihm besser ging, können Sie beispielsweise fragen:

- *Wann war die Situation etwas weniger schwierig?*
- *Wann waren Sie etwas besser in der Lage, mit den Schwierigkeiten umzugehen?*

Ausnahmetagebuch

Intention

Für Klienten, denen es schwerfällt, im Rückblick Ausnahmen zu finden, kann ein Ausnahmetagebuch mehr Struktur bieten. Mit dieser Methode kann der Klient jeweils in der Situation selbst oder zeitnah danach dokumentieren, wann es ihm etwas leichter fiel, mit dem Problem umzugehen, oder wann er sich etwas besser fühlte. Zudem kann der Klient direkt notieren, welche Faktoren in diesen Momenten eine Rolle gespielt haben. Positiver Nebeneffekt ist es, dass der Fokus des Klienten sich bis zur kommenden Sitzung mehr auf die Ausnahmen richtet, da er das Ziel verfolgt, diese aufzuschreiben. Damit steigt die Wahrscheinlichkeit, dass sie ihm auffallen werden.

Vorgehen

Erster Schritt: Ausnahmen erkennen

Bitten Sie den Klienten, bis zur nächsten Sitzung darauf zu achten, wann kleine Ausnahmen vom Problem entstehen. Wann war er (für einen kurzen oder längeren Moment) bereits etwas höher auf der Skala? Diese Ausnahmen soll er nach Möglichkeit direkt oder abends im Rückblick so detailliert wie möglich notieren.

Zweiter Schritt: Ausnahmen ausweiten

In der Folgesitzung nutzen Sie mit dem Klienten das Tagebuch als Werkzeug für die Reflexion und für das A von Oskar, nämlich: Action! Was kann er in der kommenden Zeit konkret tun, um die Ausnahmen auszuweiten?

Beispielfragen

- *Wie können Sie dafür sorgen, dass ein solcher Moment in der nahen Zukunft erneut vorkommt?*
- *Welchen Unterschied würde es (zu Hause/bei der Arbeit) machen, wenn diese Momente häufiger vorkommen würden?*
- *Wem würde dies auffallen? Und wem noch?*
- *Gibt es Situationen/ein Umfeld, in denen häufiger Ausnahmen auftreten?*
- *Mit wem waren Sie zusammen, als die Ausnahmen aufgetreten sind?*
- *Was könnten Sie bis zur nächsten Sitzung tun, um dafür zu sorgen, dass dies wieder geschieht?*

Arbeitsblatt: Ausnahmetagebuch

Datum und Situation	Welcher Wert auf der Skala?	Was haben Sie getan/haben andere getan, um diesen Moment besser zu machen?	Welchen Unterschied hat dies gemacht?

Weitere Arbeitsblätter

Brillante Momente, Ressourcenkommode

Tipps aus der Praxis

Wenn Sie Ihrem Klienten eine (Haus-)Aufgabe mitgeben wollen, stimmen Sie diese darauf ab, ob der Klient Ausnahmen findet und benennen kann.

1) **Bewusste Ausnahme:**
Der Klient kann Ausnahmen benennen und sieht einen eigenen Beitrag bei deren Auftreten.
Aufgabe: Bitten Sie den Klienten, bis zur nächsten Therapiestunde mehr von dem zu tun, was funktioniert hat, und zu beobachten, wie sich dies auswirkt. Welchen Unterschied macht es für ihn und sein Umfeld?

2) **Unbewusste Ausnahme:**
Die Ausnahme ist „einfach so" passiert, der Klient sieht keinen eigenen Anteil daran.
Aufgabe: Beobachten! Was hat er selbst/seine Umgebung vielleicht doch dazu beigetragen, dass die Ausnahme auftrat? (Diese Frage impliziert die Gewissheit, dass er etwas dazu tun kann!)

3) **Der Klient kann keine Ausnahmen benennen:**
Aufgabe: Bitten Sie den Klienten, so zu tun, als sei das Wunder bereits passiert oder als ob er bereits einen Schritt weiter auf der Skala wäre. In beiden Fällen soll er genau beoachten, was anders ist und wie sein Umfeld reagiert. Dies gibt Zuversicht und kann Ausnahmen kreieren, an denen dann weiter gearbeitet werden kann.

4.8 Copingfragen

Hintergrund

Vielfach sind sich unsere Klienten in der aktuellen Situation ihrer Ressourcen nicht oder in geringerem Maß bewusst und zweifeln daran, ob sie in der Lage sein werden, ihre Ziele zu erreichen. Die Copingfragen zielen darauf ab herauszuarbeiten, welche Stärken der Klient in der Gegenwart und Vergangenheit bereits erfolgreich genutzt hat. Inwieweit ein Klient zuversichtlich ist, dass eine positive Veränderung möglich ist, hat sich als entscheidender Faktor für den Erfolg einer Therapie erwiesen. Das Bewusstsein über die eigenen Copingfähigkeiten kann hierzu einen Beitrag leisten.

Intention

Ziel der Copingfragen ist es in erster Linie, Ressourcen zu sammeln und die Aufmerksamkeit des Klienten auf seine Fähigkeiten zu lenken. Durch die Art der Fragen wird die Schwere der Situation und der Leidensdruck des Klienten anerkannt und der Klient darin ernst genommen. Doch der Fokus liegt dabei auf seiner Resilienz, auf den Fähigkeiten, mit der schwierigen Situation umzugehen. So kann sein Handlungsrepertoire inventarisiert und erweitert werden. Wie kann der Klient Ressourcen aus verschiedenen Lebensgebieten ausweiten und auch in anderen Bereichen seines Alltags einsetzen?
Das Wissen, das mit den Copingfragen generiert wird, ist für den weiteren Therapieprozess sehr hilfreich, da Selbstvertrauen und das Gefühl von Selbstwirksamkeit des Klienten gestärkt werden. Die Copingfragen gehen in der Regel gepaart mit direkten und indirekten Komplimenten: Der Therapeut äußert beispielsweise seine Anerkennung dafür, wie der Klient es schafft, mit der Situation umzugehen. Und erkundigt sich, was er getan hat, das hilfreich war (indirekte Komplimente).

Beispielfragen

- *Was für eine schwierige Situation für Sie. Wie gelingt es Ihnen, das bereits so lange auszuhalten?*
- *Wer oder was hilft Ihnen, um damit umzugehen?*
- *Wie gelingt es Ihnen, sich trotz Ihres Problems auf den Alltag und auf die Arbeit zu konzentrieren?*

- *Es ist bewundernswert, dass es Ihnen gelungen ist, in einer solch schwierigen Zeit weiterzuarbeiten. Wie haben Sie das geschafft?*
- *Was oder wer hilft Ihnen dabei, mit dem Stress umzugehen?*
- *Wer ist Ihr wichtigster Unterstützer?*
- *Was tut Ihr Umfeld, das hilfreich ist?*
- *Wenn Sie entmutigt sind, wer oder was hilft Ihnen, weiterzumachen?*
- *Manchmal werden Probleme/Symptome schlimmer. Was tun Sie, um zu verhindern, dass sie schlimmer werden?*
- *Was können wir hier tun, um Ihnen zu helfen dies zu schaffen?*
- *Was hilft Ihnen dabei, trotz der chronischen Schmerzen eigenständig zu wohnen?*
- *Was würden Sie jemandem raten, der in derselben Situation steckt. Wie kann jemand das aushalten?*
- *Wie schaffen Sie es, dies auszuhalten? Sie haben im Moment sehr viel zu verarbeiten.*
- *Wo müssen Sie im Hörsaal sitzen, damit Sie sich am besten konzentrieren können?*
- *Sie können sich also besser von ihrem Problem ablenken, wenn Sie Musik hören. Was für Musik?*
- *Das klingt tatsächlich sehr schwierig. Was werden Sie tun?*
- *Woher nehmen Sie die Energie/Geduld dafür?*
- *Auf wen/was können Sie sich auch in Zukunft verlassen?*
- *Wie haben Sie es geschafft, dass die Dinge nicht noch schlimmer geworden sind?*
- *Gibt es Momente am Tag, an denen Sie weniger niedergeschlagen sind? Was tun Sie dann?*
- *Gab es in der Vergangenheit schon einmal ein ähnliches Problem? Wie sind Sie damals damit umgegangen? Wer/was hat Ihnen dabei geholfen? Wie ist es Ihnen nach dem letzten Klinikaufenthalt gelungen, Ihr Leben wiederaufzunehmen?*
- *Wenn ich Ihre Frau fragen würde, wie es Ihnen gelingt, mit dem Problem umzugehen: Welche Ihrer Fähigkeiten würde sie mir nennen?*
- *Was gibt Ihrem Arbeitgeber das Vertrauen, dass Sie den Anforderungen an Ihre Stelle auch in Zukunft gerecht werden? Was hat er Sie in der Vergangenheit tun sehen, was ihm dieses Vertrauen gibt?*
- *Sie haben es also nach dem letzten Klinikaufenthalt geschafft, wieder an die Arbeit zu gehen. Wie haben Sie das geschafft? Welche Stärken haben Sie eingesetzt?*
- *Wie ist es Ihnen in der Vergangenheit gelungen, mit solchen Schwierigkeiten umzugehen?*
- *Das klingt alles sehr schwierig. Dennoch sind Sie heute hierhergekommen. Wie haben Sie das geschafft?*

O
S
K
A
R

Tipps

Schreiben Sie mit oder für den Klienten Copingkarten, um entscheidende Ressourcen wertzuschätzen und zu verankern.

Varianten: Copingstrategien zur Reintegration in den Arbeits- und Schulkontext

Hintergrund

Manche Klienten haben große Sorgen, wenn es darum geht, mit bleibenden Einschränkungen wieder an die Arbeit zu gehen oder ihr Studium oder ihre Ausbildung wieder aufzunehmen. Hinzu kommt, dass auch vonseiten des Arbeitgebers oder der ausbildenden Stelle Unsicherheit besteht. Nachdem mit den Klienten erarbeitet wurde, welche Arbeitsbereiche sie sich problemlos zutrauen, geht es darum, die Schwelle zu verringern und zu klären, welche Situationen oder Aspekte bei der Arbeit eine Herausforderung darstellen und wie dieses Problem gelöst oder kompensiert werden kann.

Intention

Die folgende Tabelle ist eine ausgezeichnete Grundlage für Gespräche mit dem Arbeitgeber/der Schule/den Angehörigen. Mit einer guten Vorbereitung können Unsicherheiten beim Klienten und Vorbehalte beim Arbeitgeber verringert oder aufgehoben werden.

Arbeitsblatt: Coping

Schwierigkeiten	Coping	Ressourcen
Welche Symptome spielen aktuell noch eine Rolle und könnten Schwierigkeiten im Arbeits- oder Schulkontext verursachen?	**Welche persönlichen Eigenschaften, Überzeugungen oder Fähigkeiten helfen Ihnen, um mit diesen Schwierigkeiten umzugehen? Wie haben Sie dies in anderen Situationen angepackt? Wie wollen Sie jetzt darauf reagieren?**	**Wer oder was kann Ihnen dabei helfen? Aufgabenverteilung: Wer tut was? Was tun Sie selbst? Wie kann das Behandlungsteam helfen? Welche Unterstützung erhoffen Sie sich vom Arbeitgeber?**

Ausnahmen und Copingkarten

Lassen Sie den Klienten für ihn persönlich zutreffende Karten ausfüllen und gegebenenfalls illustrieren. Diese Karten können dazu dienen, das Vertrauen in die eigenen Fähigkeiten zu verankern und zu verstärken, sodass der Klient sich der Fähigkeiten im Alltag mehr bewusst ist und sie ggf. eher einsetzen kann.

Arbeitsblatt: Copingkarten

Es hilft mir, …	**Es gelingt mir gut, …**
Wer mir hilft:	**Was mir Mut macht:**
Momente, in denen es mir besser geht, sind …	**In einem Moment, in dem das Problem nicht präsent ist, mache ich …**
Es funktioniert gut, wenn ich …	**Meine Familie kann mir helfen, indem …**
Ein Erfolgserlebnis der letzten Zeit war …	**Ich bin stolz darauf, dass …**

4.9 Die Komplimente

Hintergrund

Komplimente sind ein fester Bestandteil der **lösungsorientierten Therapie** und eine logische Folge des zugrunde liegenden Menschenbildes und der therapeutischen Haltung. Der Fokus im Therapieprozess liegt auf den Stärken und Fähigkeiten des Klienten. Die daraus folgenden Beobachtungen helfen dabei, dem Klienten ehrliche, evidenzbasierte Komplimente zu machen, die auf dem basieren, was der Therapeut im Verhalten oder in den Erzählungen des Klienten gehört oder gesehen hat. Neben diesen direkten Komplimenten (den Aspekten im Verhalten des Klienten, die Sie/sein Umfeld wahrnehmen) erweisen sich vor allem die indirekten Komplimente (Was sieht der Klient selbst als seine Ressourcen? Was sieht sein Umfeld?) als sehr wirkungsvoll.

Intention

Mit Komplimenten erkennen wir an, wie schwierig die aktuelle Situation für den Klienten ist, und wertschätzen, wie es ihm gelingt, damit umzugehen. Komplimente haben außerdem zum Ziel, dem Klienten bewusster zu machen, dass es Dinge gibt, die helfen oder gut laufen und die dazugehörigen Ressourcen in den Fokus zu rücken. Damit ermutigen wir den Klienten zur Veränderung, während wir gleichzeitig seine Anstrengung anerkennen und zeigen, dass wir zugehört und seinen Einsatz wahrgenommen haben. Was tut der Klient, das funktioniert?

Experiment: Ressourcen sammeln für Klienten, bei denen das Geben von Komplimenten schwerfällt

Eine wichtige Voraussetzung für Komplimente ist, dass sie ehrlich und glaubhaft sind. Das fällt natürlich dann leicht, wenn der Klient dem Therapeuten sympathisch ist. Aber bei Klienten, die uns weniger liegen, kann es schwieriger sein, ehrlich gemeinte Komplimente zu machen. Mit einer Haltung von Nichtwissen und Reframen ist es Ihnen vielleicht eher möglich.

a) Denken Sie bitte an einen Ihrer Klienten. Wählen Sie jemanden, der Ihnen sympathisch ist. Nehmen Sie sich nun zwei Minuten Zeit, um eine Liste mit Ressourcen und Stärken (z. B. Intelligenz, Humor, Neugier, ...) dieser Person zu erstellen.

O
S
K
A
R

b) Denken Sie nun erneut an einen Klienten, den Sie jetzt oder in der Vergangenheit behandelt haben. Aber diesmal wählen Sie bitte jemanden, zu dem Sie weniger Affinität haben. Nehmen Sie sich nun wieder zwei Minuten Zeit, um auch für diesen Klienten eine Liste mit mindestens drei Komplimenten zu erstellen, die Sie ihm ehrlich machen können.

Beispielfragen

- *Ich bin beeindruckt davon, dass Sie diese Situation aushalten! Wie gelingt Ihnen das?* (direktes Kompliment und indirektes Kompliment)
- *Nach allem, was Sie mir erzählt haben, glaube ich, dass Sie jemand sind, der …*
- *Als Team sehen wir, wie sehr Sie sich anstrengen, um …*
- *Es imponiert mir, dass Sie hier sitzen, obwohl es Sie so viel Anstrengung kostet, hierher zu kommen. Wie gelingt Ihnen das?*

Indirekte Komplimente/zirkuläre Fragen:

- *Wenn ich Ihren Mann fragen würde, was würde er mir sagen, was sich verbessert hat?*
- *Wenn ich Mäuschen spielen könnte an Ihrem nächsten Arbeitstag: Was sehe ich Sie dann tun, wenn es ein guter Tag ist? Was gelingt Ihnen dann besonders gut?*
- *Welche Komplimente bekommen Sie von anderen?*
- *Welches war das schönste Kompliment, das Sie je bekommen haben? Und welches war das zutreffendste Kompliment, das Sie erhalten haben?*

Weitere Arbeitsblätter

Zirkeltechnik, Brillante Momente, Problem-Free Talk, Reframen

Varianten: Komplimente aus anderer Perspektive

Wo Du stehst, beeinflusst was Du siehst und was Du nicht siehst;
es beeinflusst auch den Winkel, aus dem Du es siehst.
Deinen Standpunkt zu verändern, verändert alles.
Steve de Shazer

O S **K A R**

Intention

Unsere Selbsteinschätzung erscheint relativ statisch, ist und bleibt aber eine Momentaufnahme. Da wir beständig neue Erfahrungen machen und Fertigkeiten erlernen können, können wir auch unsere Sicht auf eigene Fähigkeiten verändern. Diese Übung soll helfen, diese unterschiedlichen, aber persönlichen Perspektiven auf die eigenen Stärken zu bündeln. Hinzu kommen die Perspektiven anderer wichtiger Personen im Laufe des Lebens.

Beispielfragen

- *Worauf waren Sie als Kind besonders stolz?*
- *Bei welchem Hobby oder welchem Schulfach haben Sie als Kind selten oder nie an Ihrem Können gezweifelt?*
- *Welche Stärken sahen Ihre Eltern in Ihnen?*
- *Wenn ich Ihre Geschwister damals gefragt hätte, was bewunderten sie an Ihnen?*
- *Wenn ich Ihren Lieblingslehrer an der Grundschule gefragt hätte, was würde er mir sagen?*
- *Stellen Sie sich vor, ich könnte mit Ihrer/m ersten Freundin/ersten Freund sprechen. Was würde sie/er sagen, warum sie/er sich in Sie verliebt hat?*
- *Welche Fähigkeiten haben Sie eingesetzt, um Ihr Studium/Ihre Ausbildung abzuschließen?*
- *Was hat dafür gesorgt, dass Sie sich für Ihren ersten Arbeitsplatz entschieden haben? Was hat Sie gereizt? Und was hat dafür gesorgt, dass Sie sich beworben haben?*
- *Wenn ich Ihre Kinder fragen würde, was würden Sie mir erzählen, was Papa besonders gut kann?*

O
S
K
A
R

4.10 Die zirkulären Fragen

Hintergrund

Es ist manchmal nicht einfach, eigene Stärken und Ressourcen zu erkennen und darauf zu vertrauen. Vor allem in Zeiten, wenn es einem schlecht geht und eine Erkrankung oder Einschränkung das Leben teilweise beherrscht und das Selbstvertrauen und Gefühl von Selbstwirksamkeit schmälert. Hinzu kommt, dass manche Klienten es (sei es kultur-, alters- oder selbstvertrauensbedingt) unangenehm finden, eigene Stärken zu benennen.

Intention

Ziel dieser Technik ist es, die eigene Meinung probeweise aufzugeben und mit anderen Perspektiven zu experimentieren. Es wird nach den vermuteten Ideen und Einschätzungen relevanter Personen gefragt und der Klient wird aufgefordert, sich in deren Gefühls- und Gedankenwelt hineinzuversetzen. Es kommt idealerweise zu einer Erweiterung des Möglichkeitsraumes, indem neue Ideen für Deutungsmuster und Handlungsoptionen Raum erhalten.

Beispielfragen

- *Wenn ich Ihren Mann fragen würde, was besser geht, was würde er mir erzählen?*
- *Was würde Ihr früherer Arbeitgeber sagen, was Ihre Stärken sind?*
- *Was glauben Sie, was Ihre Kinder sehen, was sich zum Guten verändert hat?*
- *Wie würde Ihr Kollege die Situation einschätzen?*
- *Wenn ich Ihre Mutter fragen würde, welche Stärken Sie schon als kleines Kind hatten: Was würde sie mir erzählen?*
- *Was denken Sie, was Ihre Frau glaubt, wie es Ihnen mit der Situation geht?*

4.11 Und was noch?

If you want to go quick, go slow.
(Wenn Sie schnell vorankommen wollen, machen Sie langsam.)
Steve de Shazer

Getreu der Haltung von Nichtwissen wird diese Frage genutzt, um die Sicht des Klienten in allen Details zu erfragen. Seien Sie darum nicht mit nur einer Antwort zufrieden. Fragen Sie nach: *Und was noch?* Dies gilt in allen Aspekten der Therapie, beispielsweise bei der Beschreibung des Wunderbildes, eines Skalenwertes oder der Erarbeitung der Copingstrategien.

Intention

Die Frage nach Details ist ein therapeutisches Mittel an sich. Ziel ist es, so viele Informationen wie möglich über frühere Erfolgserlebnisse, Ausnahmen und Ressourcen zu erlangen. Die Frage suggeriert die Erwartungshaltung, dass es noch mehr gibt, und zeigt das Interesse des Therapeuten. Sobald die Frage *Und was noch?* zum wiederholten Male gestellt wird, beginnt der Klient tiefer nachzudenken und benennt auch Lösungen oder Ausnahmen, die weniger auf der Hand liegen. So kommt er auf neue Ideen, die gemeinsam mit dem Therapeuten zur Ko-Konstruktion von Lösungen genutzt werden können. Oft haben wir bei oberflächlichem Zuhören das Gefühl zu wissen, was der Patient sagen will. Aber ist das auch tatsächlich so? Wie viel ist unsere Interpretation und wie viel ist tatsächlich die Wirklichkeitssicht des Klienten? Die Und-was-noch-Frage hat zudem den Vorteil, dass wir eigene Wirklichkeitskonstruktionen überprüfen können und uns an die Sicht des Klienten halten.

Beispielfragen

- *Und was noch?*
- *Was ist noch anders am Tag nach dem Wunder?*
- *Wer oder was hat Ihnen noch geholfen?*
- *Was ist besser geworden?*
- *Worin sind Sie auch noch gut?*

O
S
K
A
R

Tipp

Besonders wenn Sie mehrmals nach Details fragen, kann es geschehen, dass ein Klient Ihnen ungeduldig oder ratlos gegenübersitzt. Mir hilft hier Transparenz. Ich erkläre dem Klienten, wie wichtig es mir ist, ihn genau zu verstehen und mit ihm so viel Wissen wie möglich zu erlangen. Und wenn nach einigem Nachfragen doch noch Antworten kommen, ist das Aha-Erlebnis meistens Erklärung genug.

Experimente

1 Stellen Sie in einem der nächsten Therapiegespräche zehnmal hintereinander die Frage: „*Und was noch?*" Fortgeschrittene 20 Mal!

2 *Denken Sie zurück an einen positiven Moment bei der Arbeit. Was hat den Moment besonders gemacht? Und was noch? Überlegen Sie mindestens 15 Dinge, die dazu beigetragen haben, diesen Moment besonders zu machen.*

4.12 Das Reframen

Hintergrund

Eine Grundannahme der **lösungsorientierten Therapie** ist es, dass es immer einen nützlichen Grund für eine Verhaltensweise gibt. Das Reframen umfasst die Umdeutung einer Eigenschaft oder Handlung als eine Verhaltensoption und betrachtet diese aus anderer Perspektive.

Intention

Ziel des Reframen ist es, Eigenschaften oder Verhaltensweisen in einem neuen Licht zu betrachten, also neu zu „rahmen". Dadurch verändert oder erweitert sich die Perspektive darauf. Vielleicht gibt es durchaus positive Aspekte einer vermeintlich unangenehmen oder als nervig wahrgenommenen Eigenschaft oder Verhaltensweise? Die Neurahmung kann alte Sichtweisen aufbrechen und einen anderen Blickwinkel ermöglichen.

Beispiele

Eigenschaft	Neurahmung
Vorsichtig zu sein	... ist die Fähigkeit, sich nicht in Gefahr zu begeben.
Dreist zu sein	... ist die Fähigkeit, keine Angst zu haben seine Wünsche zu äußern.
Streitlustig zu sein	... ist die Fähigkeit, für seine Meinung einzustehen und Konflikten nicht aus dem Weg zu gehen.
Ängstlich zu sein	... ist die Fähigkeit, Gefahren einzuschätzen.
Aggressiv zu sein	... ist die Fähigkeit, Raum einzunehmen.
Unpünktlich zu sein	... ist die Fähigkeit, sich nicht hetzen zu lassen.
Provokant zu sein	... ist die Fähigkeit, andere aus der Reserve zu locken.

Geschicktes Marketing

Schreiben Sie eine Anzahl Ihrer Eigenschaften auf, mit denen Sie weniger zufrieden sind. Sie können auch eine Reihe von Eigenschaften aufschreiben, die Sie an einem Kollegen oder Klienten ärgern. Stellen Sie sich vor, Sie wären ein geschickter Verkäufer. Nehmen Sie sich die Zeit und beschreiben Sie die Eigenschaft oder Verhaltensweise wertschätzend und positiv, als wenn Sie einen Werbetext für diese Eigenschaft entwerfen müssten. Sie dürfen gerne in Superlativen sprechen, aber ein Realitätsbezug sollte da sein. Verkaufen Sie die Eigenschaften, indem Sie in den Vordergrund stellen, welche positiven Aspekte sie besitzen! Welche Fähigkeiten verbergen sich hinter der unliebsamen Eigenschaft?

Gruppe als Ressourcenfinder

Da es oftmals schwerfällt, eigene negativ erlebte Eigenschaften umzudeuten, kann der Gruppenkontext dabei sehr helfen. Zudem werden Rückmeldungen aus der Gruppe oftmals eher angenommen als Aussagen des Therapeuten.

Mögliche Varianten in der Gruppe sind:

- Jeder Teilnehmer trägt für sich selbst in die linke Spalte der Tabelle (Eigenschaft) einige unliebsame Eigenschaften oder Eigenschaften ein, die er an anderen als störend wahrnimmt.
- Im nächsten Schritt werden die Zettel gemischt und an die Gruppenmitglieder verteilt. Jeder füllt auf dem Zettel, den er erhalten hat, die rechte Spalte der Tabelle (Neurahmung) aus und deutet die Eigenschaft um in eine Fähigkeit.
- Die Eigenschaften werden auf einzelne Zettel geschrieben, auf denen auch jeweils die beiden Spalten gedruckt sind. Die linke Spalte wird ausgefüllt und der Zettel gefaltet.
- Im nächsten Schritt ziehen die Teilnehmer verschiedene Zettel und notieren in der rechten Spalte jeweils ihre Umdeutung. Die Zettel können anschließend entweder aufgehängt oder abwechselnd vorgelesen werden.
- Ähnlich wie in der Übung oben, schreiben die Teilnehmer die Eigenschaften auf Zettel. Diese Zettel werden zusammengefaltet und in einer Schachtel gesammelt. Die Gruppenmitglieder ziehen anschließend diese Zettel und versuchen die gezogene Eigenschaft einem Gruppenmitglied zu „verkaufen". Wem gelingt der beste Verkauf?

Eigenschaft:	Neurahmung: … ist die Fähigkeit …

O S K A R

Experiment

A benennt eine „negative" Eigenschaft.
B hinterfragt: *„Was ist gut daran?"*
A gibt Antwort auf diese Frage, worauf
B erneut fragt: *„Und was ist gut daran?"*

O
S
K
A
R

4.13 Die Macht der Stille

Es mag seltsam anmuten, ausgerechnet der Stille ein eigenes Kapitel zu widmen. Aber mit der lösungsorientierten Haltung im Hinterkopf ist die Stille ein sehr wichtiges Therapiemittel. Wir können die Stille aktiv nutzen, um tatsächlich einen Schritt hinter dem Klienten zu bleiben.

Hintergrund

Es kommt oft vor, dass Klienten nicht unmittelbar auf eine Frage antworten können oder wollen. Oder sie antworten nur mit *„Ich weiß es nicht".* Es kann unangenehm sein, wenn im Therapiegespräch längere Pausen entstehen, und kann dazu verführen, in einer solchen Situation direkt eine weitere Frage zu stellen oder die zuvor gestellte Frage zu relativieren. Besonders wenn Sie mehrmals nach Details fragen *(„Und was noch?")*, kann es geschehen, dass ein Klient Ihnen ungeduldig oder ratlos gegenübersitzt.

Intention

Wenn wir nicht sofort begreifen, was der Klient möchte, glauben wir oft, klüger sein zu müssen. Oder wir zweifeln an unseren therapeutischen Fähigkeiten. Dabei geht es vielmehr darum, eine Haltung von Nichtwissen anzunehmen und dem Klienten Zeit zum Nachdenken zu lassen. Probieren Sie sich (gedanklich) zurückzulehnen und dem Klienten Raum zu geben, um über die Frage nachzudenken und eine Antwort zu finden.

Damit demonstrieren Sie nicht nur, dass Ihnen die Meinung des Klienten wichtig ist, sondern Sie richten gleichermaßen Ihr Vertrauen darauf, dass er relevante Dinge sagen und eigene Lösungen finden wird. Hinzu kommt, dass die ersten Antworten, die genannt werden, oftmals solche sind, die ohnehin auf der Oberfläche liegen: Erklärungen, die der Klient oft gehört oder gegeben hat. Es sind allgemein respektierte und erwartete Erläuterungen und nicht so sehr neue Informationen. Wenn wir dem Klienten aber genug Zeit lassen, um nachzudenken oder der Therapeut mit ihm interagiert, um Lösungen zu ko-kreieren, können neue Ideen entstehen. Es kommt zu einer Erweiterung des Möglichkeitsraumes – durch Schweigen.

4.14 Gibt es noch etwas?

Hintergrund

Am Ende der Sitzung zu fragen, ob es noch etwas gibt, das wichtig ist zu besprechen, dient dem Zweck einer Rückversicherung im Sinne der Haltung von Nichtwissen. Dass Sie selbst davon ausgehen, dass alles besprochen ist, bedeutet nämlich nicht, dass sich dies für den Klienten genauso anfühlt.

Intention

Ziel dieser Fragestellung ist es, die Regie nochmals klar beim Klienten zu halten. Gibt es noch etwas, das wichtig zu besprechen ist? Wenn es den Rahmen für die aktuelle Sitzung sprengt, können Sie dennoch Sorgen oder Fragen mitnehmen und „einfangen" und mit dem Klienten Absprachen dazu machen, wann dieses Thema besprochen wird.

Beispielfragen

- *Gibt es noch etwas, was ich vergessen habe zu fragen und das wichtig zu besprechen ist?*
- *Bevor wir das Gespräch beenden: Haben Sie noch ein Anliegen, über das wir noch sprechen sollten?*

Tipp

Sorgen Sie dafür, dass Sie wirklich noch einige Minuten Zeit haben, wenn Sie diese Frage stellen und der Klient dann noch eine Frage oder Sorge einbringt. Zwar können Sie je nach Anliegen auch Themen vertagen, aber wenn bei dieser Frage noch dringende Themen aufkommen, ist es wichtig, dass Sie diesen auch einen gewissen Raum geben können.

O
S
K
A
R

4.15 Listen – Select – Build: Chancen nutzen

Hintergrund

Entsprechend des Vorgehens von Listen – Select – Build hört der Therapeut aufmerksam zu, was der Klient sagt und wie er es genau formuliert (Listen). Im nächsten Schritt wählt er einen Teil der Aussage des Klienten (Select) und nutzt diesen, um seine nächste Frage ressourcenorientiert zu stellen und dem Klienten zu helfen, mögliche Lösungen zu konstruieren (Build). Diese Fragen sollen dazu einladen, in jedem Statement Ansatzpunkte und Chancen des Klienten zu entdecken.

Wenn ein Klient berichtet: *„Es ging mir fast die ganze Woche schlecht"* ist der Punkt, den der Therapeut sich herauspickt, um weiterzufragen, das kleine Wörtchen „fast". Es war also nicht die ganze Woche gleich schlimm, sondern es gab Ausnahmen.
Im lösungsorientierten Arbeiten wird in den Aussagen des Klienten nach kleinen Details gesucht, die anders waren in den Momenten, in denen es dem Klienten auch nur das kleinste bisschen besser ging. Der Klient erhält Anerkennung für seine Copingfähigkeiten, die es ihm erlaubt haben, eine so harte Woche durchzustehen.

Beispielfragen

Listen	Select	Build
„Ich hatte fast die ganze Woche Schmerzen."	*Fast* = Es gab also auch Momente, in denen die Schmerzen etwas geringer waren. **und** Er hatte eine so schwere Woche, aber ist dennoch gekommen.	*„Was war anders in Momenten, in denen Sie weniger Schmerzen hatten?"* **oder** *„Ich bin beeindruckt davon, wie Sie dies ausgehalten haben. Wie ist Ihnen das gelungen? "*
„Meine Frau wünscht sich, dass ich wieder mehr mit der Familie unternehme."	*Wieder* = Unternehmungen mit der Familie waren also ein Teil seines Lebens vor der Erkrankung. Vermutung: Es ist dem Ehepaar wichtig, Zeit gemeinsam mit den Kindern zu verbringen.	*„Welche Dinge haben Sie gerne mit der Familie unternommen? Was war Ihre Rolle dabei?"* **oder** *„Was sieht Ihre Frau, dass ihr die Gewissheit gibt, dass Ihnen das wieder gelingen kann?"* **oder** *„Sie kennt Sie als engagierten, interessierten Vater. Welche Dinge haben Sie gerne mit Ihren Kindern unternommen?"*
„In der kommenden Woche habe ich wieder eine wichtige Prüfung."	*Wieder* = Es gibt Lösungsstrategien aus der Vergangenheit **und** Trotz aller Schwierigkeiten konzentriert er sich auf sein Studium.	*„Toll, dass Sie sich weiterhin auf Ihr Studium konzentrieren. Wie gelingt Ihnen das?"* **oder** *„Sie haben schon früher wichtige Prüfungen gemeistert. Wie ist Ihnen das gelungen? Was hilft Ihnen dabei, sich auf eine wichtige Prüfung vorzubereiten?"*

O
S
K
A
R

4.16 Bewusste Formulierungen – lösungsorientierte offene Fragen

Problemtalk creates problems.
Solution talk creates solutions.
Steve de Shazer

Intention

Das Stellen von offenen Fragen gehört zum guten Ton in einer Therapie (beispielsweise in der motivierenden Gesprächsführung).
Die lösungsorientierte Gesprächsführung geht dabei noch einen Schritt weiter, indem die Fragen nicht nur offen, sondern lösungsorientiert und offen gestellt werden. Durch die Art der Formulierung werden Lösungen ko-kreiert. Wenn wir Klienten mit offenen Fragen auf die Suche nach problematischen Momenten oder Situationen schicken, die das Problem hervorlocken, entwickelt der Klient ein deutliches Bild des Problems und kommt zu neuen Erkenntnissen über das Problem. Wenn wir ihn stattdessen nach den Ausnahmen fragen, den Momenten, in denen das Problem hätte auftreten können, es aber nicht tat, oder es dem Klienten besser gelang, damit umzugehen, unterstützen wir den Klienten dabei, sich der bereits vorhandenen Ressourcen bewusst zu werden und neue Lösungen zu erfinden.

Geschlossene Frage	Offene Frage	Lösungsorientierte offene Frage
Hatten Sie in der vergangenen Woche viele Schmerzen?	*Können Sie mir mehr über die vergangene Woche erzählen?*	*In welchen Situationen hatten Sie in der vergangenen Woche weniger Schmerzen?*
War … schon immer schwierig für Sie?	*Wann ist … für Sie besonders schwierig?*	*Wann war … zuletzt weniger schwierig? Was war da anders? Und was noch?*
Kommen Sie mit der Situation alleine zurecht?	*Wie gehen Sie mit der Situation um?*	*Was hat Ihnen dabei geholfen, mit ähnlichen Situationen gut umzugehen?*

Experiment

Versuchen Sie im nächsten Gespräch, so viele Fragen wie möglich lösungsorientiert und offen zu stellen. Welchen Unterschied macht dies? Ändert sich etwas im Gespräch? Bei Ihnen oder beim Klienten? Kommen Sie zu neuen Erkenntnissen?

4.17 Was ist besser? Folgesitzungen und Presession Change

Hintergrund

Eine der Vorannahmen des lösungsorientierten Arbeitens ist der „Presession Change", also das Auftreten von Veränderungen oftmals schon vor der Sitzung. Bereits vor Beginn der ersten Therapiestunde ist der Klient aktiv geworden: Er hat die Entscheidung getroffen, etwas ändern zu wollen, hat Hilfe gesucht, sich informiert, telefoniert. Wenn wir in Betracht ziehen, dass wir unsere Klienten etwa eine Stunde in der Woche sehen und sie die anderen 167 Stunden bis zur nächsten Therapiesitzung woanders verbringen, dann sind sie weniger als ein Prozent ihrer wachen Stunden bei uns. Das bestätigt die Einschätzung, dass wir uns darauf verlassen können und sollten, dass der Klient alle Ressourcen besitzt, um seine Ziele zu erreichen, und dass die eigentliche Veränderung zwischen den Sitzungen stattfindet. Unsere Aufgabe als Therapeut ist es, ihm dabei zu helfen, seinen Blickwinkel zu erweitern.

Intention

Die Frage *„Was ist besser geworden?"* zu Beginn jeder weiteren Therapiesitzung ist Frage und Intervention in einem. Wieder ist die Formulierung ganz bewusst gewählt. Anstatt zu fragen: *„Wie geht es Ihnen?"*, richtet der Therapeut den Fokus des Gespräches unmittelbar auf Veränderungen zum Besseren. Damit zeigt er dem Klienten seine Überzeugung, dass eine Verbesserung möglich ist.

Vorgehen

Erster Schritt

Bitten Sie den Klienten zum Abschluss der Sitzung als Hausaufgabe, auf alles zu achten, was ihm die Hoffnung gibt, dass die Dinge sich in eine gute Richtung entwickeln werden.

Zweiter Schritt

Anstatt nun die folgenden Therapiesitzungen mit *„Wie geht es Ihnen?"* zu eröffnen, ermutigt die **lösungsorientierte Therapie** Sie dazu, die zweite Sitzung sowie alle Folgesitzungen mit der Frage: ***„Was ist besser geworden?"*** zu beginnen.

O
S
K
A
R

Dies suggeriert zum einen Ihren Glauben daran, dass eine Verbesserung möglich ist, und zeigt Ihr Vertrauen in die Fähigkeiten des Klienten, sein Ziel zu erreichen. Zum anderen sorgt es für einen Perspektivwechsel: Der Fokus des Klienten wird auf jede (noch so kleine) positive Veränderung im Alltagsleben gelenkt und sorgt für eine positive Erwartungshaltung.

Beispielfragen

- *Was hat sich seit der letzten Sitzung zum Guten entwickelt?*
- *Gab es in den letzten Tagen eine Verbesserung?*
- *Welchen Unterschied macht diese Veränderung für Sie?*
- *Wie können Sie in der kommenden Woche dafür sorgen, dass diese Situation sich wiederholt?*

Dritter Schritt: Weiteres Vorgehen je nach Antwort des Klienten auf die Frage

Szenario 1:
Der Klient antwortet: *„Einiges hat sich verbessert."*
Nehmen Sie sich als Therapeut Zeit, um genau nachzufragen, was besser geworden ist, welche Veränderungen es gegeben hat, was geholfen hat (was hat der Klient selbst getan, was haben andere getan), was die Folgen davon waren … . Wie hat der Klient auf das Verhalten der anderen reagiert?

Szenario 2:
Der Klient antwortet: *„Nicht viel."*
Nehmen Sie sich die Zeit, hier besonders intensiv nach den kleinen Veränderungen zu fragen, die es gegeben hat, wie er darauf regiert hat, was andere bemerkt und getan haben, …

Szenario 3:
Der Klient antwortet: *„Es ist eigentlich noch genauso."*
Fragen Sie genau nach, was der Klient getan hat, um zu verhindern, dass es nicht noch schlechter geworden ist.

Szenario 4:
Der Klient antwortet: *„Es ist schlechter geworden."*
Fragen Sie nach, warum es nicht noch schlechter geworden ist.
Welche Copingstrategien hat der Klient eingesetzt, um mit dieser schwierigen Situation umzugehen? Wie hält er dies aus? Und was hat der Klient getan, womit er doch ein bisschen zufrieden ist?

Tipp

Ich möchte Sie dazu einladen, noch ein zusätzliches Experiment zu machen. Kündigen Sie dem Klienten in der ersten Sitzung an, dass Sie die Frage „*Was ist besser geworden?*“ stellen werden. Diese „Warnung“ verstärkt die Wirkung der Frage und vergrößert die Wahrscheinlichkeit, dass der Klient in der dazwischenliegenden Zeit darauf achten wird, welche kleinen Verbesserungen auftreten. Und je mehr seine Aufmerksamkeit darauf gerichtet ist, desto größer ist die Wahrscheinlichkeit, dass ihm etwas Positives auffallen wird. Erst recht, wenn er im Rahmen einer Skalierung bereits ausgiebig und in allen Details überlegen konnte, woran er merken würde, dass er einen kleinen Schritt höher ist auf der Skala oder dass es etwas besser geht.

Für den Therapeuten: Reflexionsbogen Kapitel 4

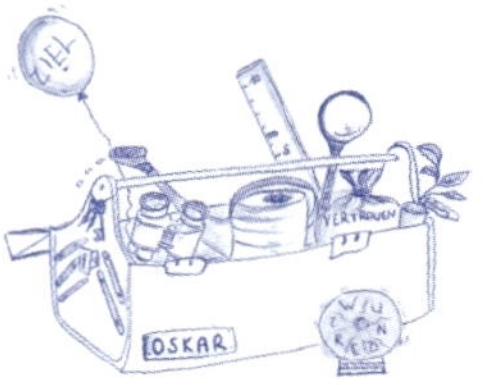

Welche Fragetechniken setzen Sie bereits ein?

Für welche Situationen im Therapiealltag wünschen Sie sich mehr Handwerkszeug für die Gesprächsführung?

Welche Fragetechnik möchten Sie gerne in nächster Zeit ausprobieren?
Welchen Unterschied wird es machen, wenn Sie diese Fragetechnik selbstbewusst anwenden?

5 Lösungsorientierte Interventionen

Jede Sache hat drei Seiten. Eine, die Du siehst,
eine, die ich sehe, und eine, die wir beide nicht sehen.

Chinesisches Sprichwort

5.1 Der Statt-Plan/Zieldefinitionen

O S **K** A R

Du kannst nicht erreichen, was Du Dir wünschst,
bevor Du weißt, was Du Dir wünschst.
Joe Jackson

Hintergrund

Einige der Voraussetzungen für Zielformulierungen im lösungsorientierten Arbeiten sind:

- Das Ziel ist bedeutungsvoll für den Klienten
- Eigenaktivität (was kann der Klient dafür tun?)
- Ziele als etwas Neues und Anderes betrachten
- Das Ziel ist zeitlich zu realisieren
- Ziele beschreiben die Anwesenheit von Etwas
- Das Ziel wird beschrieben als erste kleine Veränderung im Verhalten des Klienten
- Das Ziel als eine Verhaltensweise formulieren, die der Klient regelmäßig anwenden kann
- Das Ziel liegt innerhalb des Einflussrahmens des Klienten

Intention

Oft können unsere Klienten viel besser erklären, was sie nicht (mehr) wollen, anstatt was sie wollen. Diese Intervention und das Gespräch darüber können dem Klienten dabei helfen, den Wunsch, die Probleme und Symptome, unter denen er leidet, loszuwerden, in Zielformulierungen zu übersetzen. Diese beschreiben idealerweise die Anwesenheit von Etwas: Was möchte er anstelle des Problems? Gemeinsam mit dem Therapeuten kann er diesen Statt-Plan erarbeiten und seine Probleme in Ziele übersetzen: Was möchte er anstelle des Problems?
Wenn Sie das nicht anhand der Tabelle, sondern im Dialog mit dem Klienten erarbeiten möchten, können die folgenden Fragen hilfreich sein:

Beispielfragen

- *Was wünschen Sie sich anstelle des Problems?*
- *Wovon wünschen Sie sich mehr in Ihrem Leben? Und wovon noch?*

- *Welchen Unterschied würde es machen, wenn dies eintrifft?*
- *Was wäre das erste kleine Detail, an dem Sie die Veränderung merken würden?*
- *Wer oder was kann Ihnen dabei helfen, dieses Ziel zu erreichen?*
- *Wenn dieses Problem einen geringeren Einfluss auf Ihr Leben hätte, was würde sich in Ihrem Alltag verändern?*

Arbeitsblatt: Mein Statt-Plan

Arbeitsblatt: Mein Statt-Plan

Welche Probleme/ Einschränkungen möchten Sie gerne verringern/loswerden?	**Statt-Plan:** **Was hätten Sie gerne anstelle des Problems? Was ist das erste kleine Detail, das Sie bemerken würden, wenn das Problem gelöst wäre?**	**Ressourcen:** **Wer oder was kann Ihnen dabei helfen?**

5.2 Kreistechnik

O
S
K
A
R

Entstehung

Die Kreistechnik wurde von dem niederländischen Psychotherapeuten Arnoud Huibers in der Arbeit mit Kindern und ihren Familien entwickelt. Er merkte, dass in Anwesenheit der Kinder ständig über deren Probleme gesprochen wurde und wie demotivierend das für sie war. Um dies zu ändern, entwickelte er die Kreistechnik. So gelang es ihm, den Fokus der Gespräche schnell auf Ressourcen zu richten. Mit der Kreistechnik können konstruktive Formulierungen dafür gefunden werden, was die Beteiligten sich anstelle des Problems wünschen.

Intention

Die Kreistechnik dient dazu, Ressourcen des Klienten zu identifizieren. Es geht dabei sowohl um die Sichtweise des Klienten selbst als auch um den Input durch Bezugspersonen des Klienten. Zunächst werden die Ziele des Klienten definiert und hierarchisiert. Die Visualisierung und Betrachtung aus der Metaposition helfen, den Überblick zu behalten. Im Außenkreis werden Problembeschreibungen in positive Ziele umformuliert. Die Kreistechnik eignet sich sehr gut als (Teil des) ergotherapeutischen Intakes. Auf ressourcenorientierte Weise können Ziele und Möglichkeiten erfragt und dargestellt werden. In meiner Erfahrung sind Klienten sehr oft überrascht und bestärkt, wenn sich die Kreise langsam füllen. Diese Technik kann hervorragend eingesetzt werden, um den Ausgangspunkt der Therapie abzubilden. Welche Ressourcen bietet das feste Fundament, welche Ziele, Werte und Ideen zeigen den Weg, welche kleinen Schritte kann der Klient in Richtung dieser Ziele setzen? Im Laufe der Therapie wandern dann manche Dinge in den Innenkreis.

Vorgehen

Alle Schritte werden gemeinsam mit dem Klienten in Form eines Gespräches durchlaufen.

Erster Schritt: Der innere Kreis

Der innere Kreis dient dem Sammeln von Ressourcen und Erfolgserlebnissen des Klienten.

Erarbeiten Sie mit dem Klienten seine Ressourcen und Fähigkeiten, auf die er stolz ist, und schreiben Sie diese in seinen eigenen Worten in den inneren Kreis. Seien Sie nicht zufrieden mit einigen wenigen Antworten, sondern legen Sie Wert auf

O
S
K
A
R

Details. *Und was noch?* Oft helfen zirkuläre Fragen, um weitere Informationen zu generieren. Füllen Sie den inneren Kreis so viel wie möglich mit Stärken und Erfolgserlebnissen des Klienten.

? Beispielfragen

- *Was haben Sie erreicht? Und was noch?*
- *Was sind Ihre Stärken und Ressourcen?*
- *Was geht so gut, dass Sie es so behalten möchten?*
- *Womit sind Sie zufrieden?*
- *Was waren Erfolgserlebnisse?*
- *In welchen Situationen fühlen Sie sich wie ein Fisch im Wasser?*
- *Worauf sind Sie stolz?*
- *Und was noch?*

Zirkuläre Fragen

Für Klienten, denen es schwerfällt, Stärken und Ressourcen zu benennen, kann es hilfreich sein, Eltern oder Partner einzuladen und aus ihrer Sicht Ressourcen ergänzen zu lassen. Wo das nicht möglich oder gewünscht ist, können bereits zirkuläre Fragen helfen, um die Perspektive zu erweitern und mehr Information zu gewinnen. Sehr häufig fällt es Menschen leichter, Komplimente aus dem „Munde Dritter" zu benennen.

? Beispielfragen

- *Welche Stärken würde Ihr Mann/Ihre Frau nennen?*
- *Was würde Ihr bester Freund/Ihre beste Freundin sagen?*
- *Welche Qualitäten schätzte Ihr letzter Arbeitgeber?*
- *Welche Komplimente bekommen Sie von anderen?*
- *Was glauben Sie, was Ihr Lieblingslehrer an der Schule mir über Ihre Stärken berichten könnte?*
- *Wenn ich Ihre Mutter fragen würde, welche Dinge würde sie nennen?*

Tipp

Bei Klienten mit einem fehlenden sozialen Umfeld kann auch die Perspektive einer wohlmeinenden Person aus der Vergangenheit genutzt werden. Was hätte beispielsweise der Großvater des Klienten gesagt? Was würde sein Lieblingslehrer oder ein wohlmeinender früherer Arbeitgeber sagen?

Zweiter Schritt: Der Außenkreis

Der äußere Kreis dient der Zieldefinition. Welche Dinge wünscht sich der Klient mehr in seinem Leben? Was wünscht er sich anstelle des Problems?

Beispielfragen

- *Was möchten Sie erreichen?*
- *Was möchten Sie verändern?*
- *Was möchten Sie lernen?*
- *Was sind Ihre Ziele?*
- *Worin möchten Sie besser werden?*
- *Wenn sich Ihr Leben in eine positive Richtung entwickelt, was ist dann anders?*
- *Wenn wir Ihre Familienmitglieder fragen würden, welche Veränderungen einen positiven Effekt hätten, was würden sie nennen?*

Dritter Schritt: Ziele definieren

Stimulieren Sie den Klienten, seine Ziele zu hierarchisieren und erarbeiten Sie anschließend mit ihm erste Schritte in Richtung des wichtigsten Ziels.

Beispielfragen

- *Welches dieser Ziele ist Ihnen besonders wichtig?*
- *Welchen Unterschied wird es machen, wenn Sie dieses Ziel erreicht haben?*
- *An welchem der Ziele möchten Sie im Rahmen der Ergotherapie arbeiten?*
- *Was wäre ein erster Schritt in Richtung dieses Ziels? Wann könnten Sie diesen Schritt setzen?*
- *Was können Sie selbst tun, um einen Schritt näher zu diesem Ziel zu kommen?*

O
S
K
A
R

- *Was können wir in der Ergotherapie dazu beitragen, das hilfreich wäre?*
- *Welche Unterstützung wünschen Sie sich von Ihrem Arbeitgeber?*
- *Was gibt Ihnen das Vertrauen, dass Sie dieses Ziel erreichen werden?*

Tipp

Idealerweise arbeiten Sie anstatt auf einem kleinen Arbeitsblatt auf einer großen Flipchart. Lassen Sie den Klienten nicht selbst schreiben, sondern mit etwas Abstand mitlesen. Das hat den Effekt, dass der Klient sich automatisch in der Metaposition befindet und mit einem gewissen Abstand auf die Situation blicken kann. Dies hilft ihm den Überblick zu behalten, neue Ideen zu entwickeln und das Geschriebene auf sich wirken zu lassen.

Arbeitsblatt: Kreistechnik (1)

Datum: ______________________

Arbeitsblatt: Kreistechnik (2) – Ziele definieren

Ziel: ______________________________

Welche meiner Fähigkeiten will ich einsetzen, um dieses Ziel zu erreichen? Wer/was kann mir helfen?

____

____

____

Ich werde merken, dass ich dieses Ziel erreicht habe, wenn:

____

____

____

Welchen Unterschied wird das Erreichen dieses Zieles machen?

____

____

____

Ein erster Schritt in Richtung dieses Zieles wäre/ist:

____

____

____

Diese Unterstützung benötige ich:

____

____

____

So will ich es feiern, wenn ich das Ziel erreicht habe:

____

____

____

5.3 Brillante Momente

Hintergrund

Diese Intervention stammt als „Sparkling Moments" aus der Feder von Mark McKergow, der auch OSKAR erfunden hat. Sie geht zurück auf eine Übung von Even George vom BRIEF Institut in London. Auf Deutsch ist sie in dem Buch „Solution Tools", herausgegeben von Peter Röhrig (2016), erschienen.

Intention

Diese Intervention zielt darauf, Ausnahmen bzw. positive Situationen im Alltag des Klienten aufzuspüren und sie auszuweiten. Das Wort „brillant" ist bewusst gewählt. Es geht darum, einen (kleinen) Moment im Leben des Klienten zu finden, der besonders war, und auf den er gerne und mit gutem Gefühl zurückblickt. Das Wort „Moment" zeigt, dass es nur um einen ganz kurzen Augenblick gehen muss. Diese Intervention dauert mindestens 15–20 Minuten.

Material: Fragebögen, Stifte

Vorgehen

Einleitung

Wir werden einen kleinen Moment untersuchen. Bitte beschreiben Sie einen „brillanten Moment", den Sie während der letzten Wochen oder Monate während der Arbeit erlebt haben. Einen Moment, in dem Sie sich optimal gefühlt haben. Denken Sie bitte daran, dass dies ein brillanter Moment ist, nicht ein brillanter Monat! Ein kurzer Augenblick wird ausreichen, um damit weiterarbeiten zu können.

Erster Schritt: Details!

Erarbeiten Sie mit dem Klienten, was den Moment brillant gemacht hat. Erfragen und notieren Sie in allen Details, was er dazu beigetragen hat, wer/was geholfen hat und welche Faktoren noch eine Rolle gespielt haben.

- *Wie kommt es, dass dieser Moment brillant war?*
- *Was war das Besondere, das diesen Moment für Sie brillant gemacht hat?*

O
S
K
A
R

- *Was hat noch eine Rolle gespielt? Wie?*
- *Was war noch wichtig an diesem Moment?*
- *Und was noch?*

Zweiter Schritt: Stärken und Qualitäten herausfinden!

Was wissen Sie nun über die hilfreichen Qualitäten Ihres Gegenübers? Geben Sie dem Klienten Feedback, indem Sie den folgenden Satz mit ehrlichen Komplimenten ergänzen:

- *Aufgrund dessen, was Sie gerade erzählt haben, scheint es mir, dass Sie jemand sind, der …*
- Ergänzen Sie die Komplimente, indem Sie diese mit Ihren Beobachtungen untermauern. Woraus schließen Sie, dass er diese Qualitäten besitzt?

Dritter Schritt: Brillante Momente ausweiten

Erarbeiten Sie mit dem Klienten kleine Schritte, die auf den gefundenen Stärken aufbauen und die gegebenenfalls dafür sorgen werden, dass ein solch brillanter Moment häufiger vorkommt.

- *Was werden Sie in nächster Zeit tun, damit solche brillanten Momente häufiger vorkommen werden? Was werden Sie in den nächsten Tagen/Wochen tun?*
- *Wenn diese Stärken in Ihrem Arbeitsleben eine noch größere Rolle spielen würden: Woran würden Sie das bemerken? Was ist dann anders? Und was noch?*
- *Was würden Ihre Kollegen vielleicht bemerken? Und was noch?*

Tipp

Es kommt öfter vor, dass Klienten anfangs skeptisch auf die Wortwahl der Fragestellung reagieren. Sie äußern Zweifel, dass es in ihrem (Arbeits-)Leben einen brillanten Moment gegeben habe.
In meiner Erfahrung reicht es zumeist aus, zu betonen, dass es um einen ganz kurzen Moment gehen darf, der ihnen in den letzten Wochen im Gedächtnis geblieben ist. Wenn dies nicht gelingt, kann es hilfreich sein, weiter zurückzugehen. Gab es früher einen solchen Moment?

Weitere Arbeitsblätter

Kreistechnik

Arbeitsblatt: Brillante Momente

Was hat den Moment brillant gemacht? (Und was noch?):

Aufgrund dessen, was Sie gerade erzählt haben, denke ich, dass Sie jemand sind, der...

Was werden Sie in nächster Zeit tun, damit solche brillanten Momente häufiger vorkommen werden?

Was werden Sie in den nächsten Tagen/Wochen tun?

Wenn diese Stärken in Ihrem Leben eine noch größere Rolle spielen würden: Woran würden Sie das bemerken? Was ist dann anders? Und was noch?

Welche kleinen Dinge werden Familie und Freunde bemerken?

O
S
K
A
R

5.4 Anamnesekurve

Intention

Die Anamnesekurve ist ein gutes Beispiel für die spezielle Haltung und Perspektive im lösungsorientierten Arbeiten: Es geht nicht darum, das Problem auszublenden. Auch schwierige Zeiten und Sorgen erhalten Raum, aber die Perspektive, mit der auf diese Probleme geblickt wird, ist gerichtet auf Ressourcen und Resilienz. Diese Interventionstechnik dient dazu, einen Zeitraum oder Prozess zu evaluieren und Copingstrategien und Ressourcen herauszuarbeiten. Außerdem hilft sie dem Klienten zu differenzieren: Was ging auch in schwierigen Zeiten gut oder zumindest besser? Was hat ihm geholfen, diese Zeiten zu überstehen? Und es können gemeinsam Details dazu erarbeitet werden, welche Faktoren in guten Zeiten eine Rolle spielten. Inwiefern verhielt der Klient sich da anders? Diese Beschreibungen geben Ihnen Anhaltspunkte zu den Zielen und Werten des Klienten. Was ist eine „gute Zeit" für ihn?

Vorgehen

Auf welchen Zeitraum Sie sich gemeinsam einigen, hängt natürlich vor allem von den Bedürfnissen des Klienten ab. Ein paar potenzielle Einsatzmöglichkeiten der Intervention sind:

- der Therapieverlauf und -fortschritt
- die Studienzeit
- der Zeitraum seit der Ersterkrankung
- ein bestimmter Arbeitgeber oder das gesamte Berufsleben

Es empfiehlt sich, den Zeitraum nicht zu groß zu wählen, um diesen Abschnitt detailliert zu analysieren und besprechen zu können. Wenn dies nützlich scheint, können im Anschluss andere Zeiten ebenso reflektiert werden.

Erster Schritt

Bitten Sie den Klienten, eine Phase zu wählen, mit der er sich beschäftigen möchte, z. B. Schulzeit/Studium/Arbeitsleben/Behandlung.

Bitten Sie den Klienten, den Beginn und Endpunkt, Zeitrahmen und Höhe- und Tiefpunkte auf der Kurve zu protokollieren. Lassen Sie ihn anschließend eine Kurve zeichnen, die diese Punkte verbindet. Als Letztes fordern Sie ihn auf, mit einer gepunkteten Linie zu markieren, wie er glaubt, dass die Kurve weiter verlaufen wird.

Arbeitsblatt: Anamnesekurve (1)

Thema: ____

Zeitrahmen: ____

O S K A R

Zweiter Schritt

Interviewen Sie den Klienten zum Verlauf der Kurve, den Höhe- und Tiefpunkten und schreiben Sie seine Antworten in seinen eigenen Worten auf. Machen Sie dabei Gebrauch von Copingfragen, Ausnahmefragen, Fragen nach Ressourcen usw. Klären Sie gemeinsam anhand dieser Fragen die wichtigen Faktoren, die Einfluss auf die Situationen auf der Kurve hatten.

Variante

Lassen Sie den Klienten die Kurve im Raum legen (beispielsweise mit einem Seil) und einen externen Punkt außerhalb der Kurve als Metaposition bestimmen. Anschließend kann der Klient die wichtigsten Punkte markieren und Sie können Moderationskarten nutzen, um Ressourcen und hilfreiche Faktoren zu sammeln und zuzuordnen, während der Klient die Kurve erläuft.

Vorgehen

Aufgabenstellung:
„Auf welche Phase Ihres Lebens wollen Sie sich mit dieser Aufgabe konzentrieren? Blicken Sie zurück auf den gewählten Zeitraum. Markieren Sie als Erstes die Jahreszahlen auf der Zeitachse. Überlegen Sie sich die relevanten Ereignisse. Es gab bestimmt Momente, in denen alles glatt lief und Zeiten, die schwierig waren. Zeichnen Sie die wichtigsten Momente in diesem Zeitraum auf der Längsachse ein. Versuchen Sie eine Kurve zu zeichnen, die diese Entwicklung widerspiegelt."

Beispielfragen

Allgemein

- *Was waren die Höhe- und Tiefpunkte in dieser Zeit? Können Sie mir mehr darüber erzählen?*
- *Wenn dies die Kurve von jemand anderem wäre, welche Komplimente würden Sie ihm machen?*
- *Sie haben berichtet, dass Sie in der Zeit … gemacht haben. Wo spiegelt sich … in der Kurve wider?*
- *Wofür sind Sie dankbar?*
- *Gab es noch andere relevante Geschehnisse in dieser Periode?*

O S K A R

Schwierige Momente

- *Wann ging es Ihnen etwas besser?*
- *Was hat geholfen, um mit schwierigen Situationen umzugehen? Was noch?*
- *Ich bin beeindruckt davon, wie es Ihnen in dem Moment gelungen ist, sich wieder aufzurappeln. Wie ist Ihnen das gelungen?*
- *Was hat sich verbessert? Welchen Unterschied macht dies?*
- *Welche Probleme bestehen im Moment noch? Wie wollen Sie damit umgehen?*
- *Was haben andere getan, das Sie als hilfreich empfunden haben?*

Höhepunkte

- *Was waren die schönsten Momente in dieser Periode?*
- *Was hat diese Zeiten besonders gemacht? Und was noch?*
- *Welches war die einfachste Zeit in dieser Periode?*
- *Was ist Ihnen am leichtesten gefallen? Warum?*
- *Auf welche Momente sind Sie stolz? Worauf besonders?*
- *Was war anders in den guten Zeiten?*

Weiterer Verlauf der Kurve

- *Was glauben und hoffen Sie, wie die Kurve weiter verlaufen wird?*
- *Was gibt Ihnen die Hoffnung, dass die Entwicklung tatsächlich so verlaufen wird?*
- *Welche Ressourcen besitzen Sie, die Ihnen diese Gewissheit geben?*
- *Welchen Unterschied wird diese Entwicklung für Sie machen?*
- *Was möchten Sie auf jeden Fall beibehalten: in Ihrem Verhalten, Ihrem Umfeld, Ihren Normen und Werten?*

Tipps

1 Es ist insbesondere wichtig herauszufinden, wie der Klient schwierige Situationen und Hürden genommen hat. Was hat geholfen? Und was noch? Wie ist es gelungen, stets weiterzumachen? Notieren Sie alle Ressourcen, die der Klient benennt.

2 Ich habe oft erlebt, dass Klienten schwierige Zeiten besser im Gedächtnis bleiben und sie auch in der Kurve größeren Raum einnehmen. Nutzen Sie ihre bisherige anamnestische Kenntnis über das Leben des Klienten: Fragen Sie nach, suchen Sie gemeinsam mit dem Klienten nach Ausnahmen, Wochen, in denen nicht alles schwarz war. Gab es Erfolgserlebnisse? Ausnahmen vom Problem?

Arbeitsblatt: Anamnesekurve (2)
Reflexion der Anamnesekurve: Höhepunkte

Zeitraum/Situation:	Was war anders? Wodurch war es ein Höhepunkt? Welchen Unterschied hat dies gemacht?	Was haben Sie/haben andere beigetragen?

Döringer, G.: Systemisch-lösungsorientierte Thera

Arbeitsblatt: Anamnesekurve (3)
Reflexion der Anamnesekurve: Tiefpunkte

Zeitraum/Situation	Coping: Wie ist es Ihnen gelungen, mit der Situation umzugehen?	Welche Ressourcen haben Sie eingesetzt? Wer/was hat geholfen?

Döringer, G.: Systemisch-lösungsorientierte Therapie – Kopiervorlage nur zum eigenen Gebrauch

5.5 Walt-Disney-Strategie

Hintergrund

Diese Methode stammt ursprünglich von Robert Dilts, einem amerikanischen Autor und Trainer in →Neurolinguistischem Programmieren (NLP). Zur Inspiration soll die folgende Geschichte gedient haben:
Es heißt, Walt Disney habe verschiedene „Persönlichkeitsanteile" gehabt. So war er ein großer Träumer, der fantastische Ideen und Pläne entwickeln konnte. Er war aber auch als Realist bekannt, der konkrete Schritte definieren und Projekte geschickt und planvoll abwickeln konnte. Aber in manchen Momenten soll er sehr kritisch gewesen sein und Ideen in der Luft zerrissen haben. Diese verschiedenen Perspektiven macht sich diese Technik zunutze und versetzt den Klienten so in die Lage, ein geplantes Projekt differenziert zu reflektieren.

Intention

Diese Technik hilft dabei, neue Ideen zu entwickeln und „out of the box" zu denken.
Ziel ist es, den Zweifler zum Träumen und den Fantasten zum konkreten Planen zu verführen und beide Sichtweisen zu einer gemeinsamen, hilfreichen Sicht zusammenzufügen. Einem Klienten, der all seine Wünsche und Ziele mit „Ja, aber" torpediert, kann sie helfen, eine Zielvorstellung zu entwickeln, ohne sich direkt durch Selbstzweifel begrenzen zu lassen. Und einen Klienten, der Luftschlösser baut, kann diese Technik dabei unterstützen, die Durchführbarkeit seines Planes und den Weg dahin kritisch unter die Lupe zu nehmen. Dem Klienten wird zu einem Perspektivwechsel verholfen, indem er die Situation und sein Ziel nacheinander aus den verschiedenen Rollen unter die Lupe nimmt.
Die Intervention nimmt 45–60 Minuten Zeit in Anspruch.

O
S
K
A
R

Vorgehen

Erster Schritt
Bitten Sie den Klienten, ein Ziel zu definieren. Unterstützen Sie ihn dabei, das Ziel so deutlich wie möglich zu benennen. Je konkreter dieses formuliert ist, desto nützlicher ist es.

Zweiter Schritt
Lassen Sie den Klienten drei verschiedene Positionen im Raum wählen, die er in den Rollen einnehmen will, sowie einen vierten Platz im Zimmer für die Metaposition und Reflexion. Bitten Sie ihn, die Positionen nacheinander einzunehmen, und interviewen Sie ihn anhand der Arbeitsblätter zu seiner jeweiligen Perspektive.

Dritter Schritt
Zuletzt kehren Sie mit dem Klienten zur Metaposition zurück und lassen Sie ihn reflektieren. Welcher Input war nützlich? Welche neuen Ideen sind entstanden?

Tipps

1 Während der drei Phasen werden alle Ideen und Gedanken vom Therapeuten festgehalten. Achten Sie darauf, dass der Klient jeweils so gut wie möglich in einer Perspektive bleibt. Wenn sich beispielsweise während der Träumerphase der Kritiker zu Wort meldet, machen Sie sich eine Notiz des Gedankens, um diesen später noch zu klären, aber führen Sie den Klienten wieder in die aktuelle Phase zurück. Während der Intervention wird das Gesagte nur notiert, ohne den Inhalt zu bewerten. Eine Bewertung der nützlichen und hilfreichen Ideen geschieht am besten nur aus der Metaposition durch den Klienten selbst.

2 Stellen Sie sich jeweils neben den Klienten und blicken Sie in dieselbe Richtung. Dadurch kann der Klient sich auf seine Beschreibung konzentrieren, ohne von Ihrem Gesichtsausdruck abgelenkt zu werden oder das Gespräch zu suchen. Schreiben Sie alle Details auf, die er benennt. Es geht um eine Art Interview, wobei Sie detailliert fragen, aber selbst keine Stellung beziehen.

Der Träumer:

Der Träumer gesteht sich zu, frei zu träumen und fantasiert von der idealen Situation. Wenn nichts schiefgehen könnte, wie sähe das Projekt dann aus?

O S K A R

Beispielfragen

- *Sie dürfen unbegrenzt träumen, fantasieren und Ideen entwickeln. Stellen Sie sich vor, Sie hätten unbegrenzte Ressourcen und könnten nicht scheitern.*
- *Was ist das Ziel? Wovon träumen Sie?*
- *Was ist die ideale Situation/das ideale Ergebnis?*
- *Wie sehen Sie sich selbst?*
- *Wie verhalten Sie sich in dieser Situation?*
- *Was sind Ihre Stärken? Wie setzen Sie diese ein?*
- *Was wäre die verrückteste Ausführung des Planes?*
- *Welchen Tipp gibt Ihnen der Träumer?*
- *Hat der Träumer ein Motto?*

Der Realist:

Der Realist übersetzt die Ideen in konkrete und effektive Pläne. Er fragt sich, wie etwas realisierbar ist.

Beispielfragen

- *Beurteilen Sie das Projekt, als wäre es nicht Ihr eigenes. Als Realist übertragen Sie die Ideen in eine realistische Planung. Mit den Ressourcen, die Sie aktuell haben: Wie kann die Umsetzung des Projektes gelingen?*
- *Was ist der erste Schritt, um dieses Ziel zu erreichen?*
- *Was ist der zweite Schritt?*
- *Was muss auf jeden Fall geklärt werden?*
- *Welche Faktoren sind wichtig für das Gelingen des Planes?*
- *Was benötigen Sie noch?*
- *Welche Informationen fehlen uns noch?*
- *Was darf nicht vergessen werden?*
- *Wer kann sich darum kümmern? Wann?*
- *Welche Stärken und Ressourcen besitzen Sie bereits? Was haben Sie früher bereits angewendet?*
- *Wer oder was kann Ihnen bei der Umsetzung helfen?*

O
S
K
A
R

Der Kritiker:
Der Kritiker gibt kritisches Feedback und geht auf die Suche nach Schwachstellen. Er fragt sich, ob das Projekt realisierbar ist und umgesetzt werden sollte.

Beispielfragen

- *Was ist noch wichtig für das Projekt?*
- *Was fehlt im Moment noch bei der Planung? Was haben Sie übersehen?*
- *Wo liegen Schwierigkeiten?*
- *Was sind die Risiken? Was könnte schief gehen?*
- *Wie können Sie dafür sorgen, dass es doch klappt?*
- *Was sind die Schwachpunkte?*
- *Hat der Kritiker einen Tipp?*
- *Was ist das Motto des Kritikers?*

Vierter Schritt:

Reflexion aus der Metaposition

- *Welche neuen Erkenntnisse haben Sie erlangt?*
- *Wie sehen Sie das Projekt aus dieser Position jetzt?*
- *Hat sich Ihre Sicht auf Ihr Ziel verändert?*
- *Welche Ideen waren hilfreich?*
- *Welche möchten Sie umsetzen?*

Fünfter Schritt (optional):

Wenn anhand der Technik ein genauerer Plan entstanden ist und der Klient sich für einen Weg entschieden hat, kann es hilfreich sein, die Phasen der Walt-Disney-Strategie nochmals zu durchlaufen, konkret auf diesen Plan gerichtet. Was ist die ideale Umsetzung (Träumer), was sind die praktischen Schritte (Realist) und was fehlt noch (Kritiker)?

5.6 Ressourcenkommode

Hintergrund

Klienten, die infolge einer Erkrankung aus dem Arbeitsleben ausgeschieden sind, erleben oft eine Demoralisierung. Das Vertrauen in die eigenen Fähigkeiten nimmt ab und dies führt oftmals zu Schwarz-Weiß-Denken und Entmutigung. *„Vor der Erkrankung war alles einfach. Jetzt gelingt mir gar nichts mehr."* Mit dieser Intervention lassen sich Ressourcen, Ausnahmen und Copingfähigkeiten des Klienten erarbeiten und detailliert darstellen.

Intention

Die Ressourcenkommode kann genutzt werden, um trotz aller Schwierigkeiten, mit denen der Klient zum aktuellen Zeitpunkt konfrontiert ist, zu differenzieren und Ressourcen herauszuarbeiten. Der Klient wird aufgefordert, die wichtigsten Rollen zu nennen, die er in seinem Alltag ausfüllt. Die Schubladen der Kommode werden mit den Stärken und Fähigkeiten gefüllt, die er in jeder dieser Rollen besitzt. Wenn die eine Schublade leer zu sein scheint, so bedeutet das nicht, dass es nicht in anderen Lebensbereichen positive Dinge gibt, die sich im zweiten Schritt übertragen lassen.
Mit dieser Intervention werden zwei Ziele verfolgt: Zum einen können wir dem Klienten anhand der verschiedenen „Schubladen" vor Augen führen, dass er mehr Ressourcen und Copingfähigkeiten besitzt, als er selbst annimmt. Zum anderen bietet die Kommode uns die Möglichkeit, mit dem Klienten sein Verhalten ressourcenorientiert zu beleuchten: Die Disziplin und Einsatzbereitschaft, die eine Klientin im Volleyballteam zeigt, nützen ihr auch in anderen Lebensbereichen. Ebenso wie ihr Mut und Humor ihr Komplimente ihrer Freunde einhandeln, aber ihr auch beim Umgang mit der Erkrankung und den damit einhergehenden Schwierigkeiten helfen können. Mit diesem geänderten Fokus vergrößert sich der Möglichkeitsraum. Diese Intervention nimmt pro Rolle etwa 15–20 Minuten in Anspruch.

O
S
K
A
R

Material

Formulare, Whiteboard oder Flipchart

Vorgehen

Erster Schritt: Aufgabenstellung Ressourcenkommode

Im Alltag nehmen Sie verschiedene Rollen ein. So wie in einer Kommode nicht immer alle Schubladen gleich voll oder leer sind, haben auch Sie in Ihren Rollen im Alltag verschiedene Stärken, Wünsche und Schwierigkeiten. Dass die eine Schublade Ihnen momentan leer erscheint, heißt nicht, dass nicht in der nächsten Schublade Fähigkeiten stecken, die Sie in die leere Schublade umpacken können. Mit dieser Übung können Sie beginnen, die Kommode aufzuräumen!
Verteilen Sie die Rollen nach Wichtigkeit für Sie persönlich in die Schubladen. In die unterste setzen Sie den Bereich, in dem Sie vor allem etwas verändern möchten.

Beispielfragen

- *Was sind Ihre Fähigkeiten in dieser Rolle?*
- *Was wollen Sie in dieser Rolle in einem halben Jahr erreicht haben?*
- *Wer/was kann Ihnen dabei helfen?*
- *Woran werden Sie merken, dass Sie Ihrem Ziel näher gekommen sind?*
- *Wann war es zum letzten Mal ein bisschen so?*
- *Wie gehen Sie an Projekte oder Aufgaben heran?*
- *Wie gehen Sie mit Ärger um?*
- *Wie sorgen Sie für Ruhe und Entspannung in dieser Rolle?*
- *Was gibt Ihnen in dieser Rolle Selbstvertrauen?*

Zweiter Schritt: Reflexion aus der Metaposition

Beispielfragen

- *Wenn Sie all diese Ressourcen sehen: Gibt es neue/überraschende Informationen?*

- *Welche Ressourcen sind Ihnen besonders wichtig?*
- *Worauf sind Sie stolz?*
- *Welche dieser Stärken könnten Sie einsetzen, um das heutige Problem zu lösen oder zumindest noch besser damit umzugehen?*
- *Wenn Sie diese Ressourcen auch in der aktuellen Situation/in dieser anderen Rolle mehr einsetzen würden, welchen Unterschied würde das machen? Und was noch?*
- *Welche Ressourcen besitzen Sie in der aktuellen Rolle?*
- *Welche Ressourcen helfen Ihnen dabei, mit dem aktuellen Problem umzugehen?*

Arbeitsblatt: Ressourcenkommode (1)

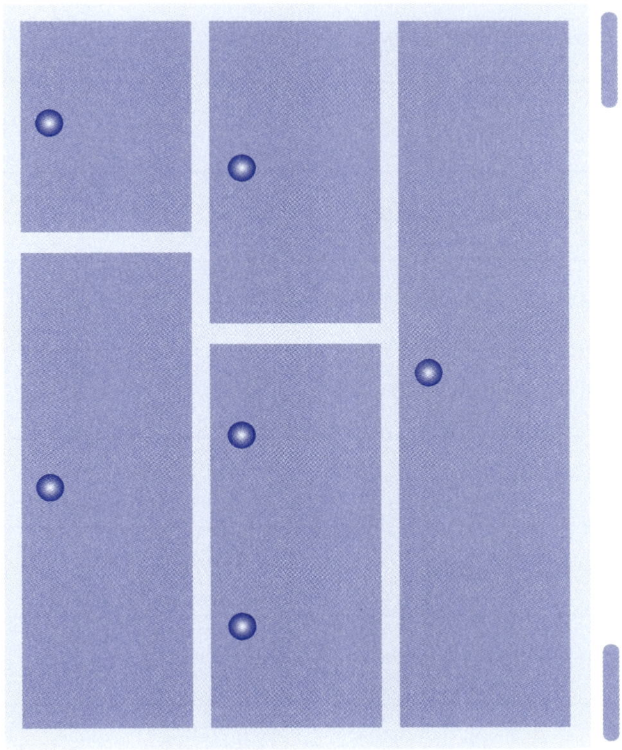

Arbeitsblatt: Ressourcenkommode (2)
Rolle

Was ist Ihr Ziel in dieser Rolle?

Was sind Ihre Ressourcen und Stärken in dieser Rolle?

Was waren Erfolgserlebnisse in dieser Rolle? Was haben Sie erreicht, worauf Sie stolz sind? Wie können Sie in der aktuellen Situation diese Stärken nutzen? Was ist dazu nötig?

Wer kann Sie dabei unterstützen? Wie?

Woran werden Sie merken, dass Sie Ihrem Ziel etwas näher gekommen sind?

Wie werden Sie wissen, dass Sie Ihr Ziel erreicht haben? Was ist dann anders? Was sieht Ihr Umfeld Sie tun?

Wann war das zuletzt ein bisschen so? Was taten Sie in der Situation?

Wie gehen Sie an Projekte oder Aufgaben heran?

Wie gehen Sie in dieser Rolle mit Ärger oder Ängsten um?

Wie sorgen Sie für Ruhe und Entspannung in dieser Rolle?

Was gibt Ihnen in dieser Rolle Selbstvertrauen?

Haben Sie in dieser Rolle einen Tipp oder ein Motto für das Erreichen Ihres Ziels?

5.7 Positives Tagebuch

Intention

Diese Intervention dient dem Perspektivwechsel. Ziel ist es, die Aufmerksamkeit des Klienten im Alltag auf positive Dinge zu richten, die sonst, gerade in schweren Zeiten, oft übersehen werden. Dadurch verändert sich der Fokus und es entsteht idealerweise eine positive Erwartungshaltung: War dies bereits der schönste Moment des Tages oder kommt vielleicht noch ein schönerer? Während für viele der Zweck eines Tagebuches ja auch ist, sich negative Dinge von der Seele zu schreiben, erhält der Klient mit dieser Technik eine ganze Sammlung an Ausnahmen, Ressourcen und Copingstrategien. So werden die eigenen Möglichkeiten ihm etwas präsenter und die Wahrscheinlichkeit, dass er daraus in Zukunft schöpfen kann, nimmt zu.

Aufgabenstellung

Ich möchte Sie einladen, sich jeden Abend die Zeit zu nehmen, um darüber nachzudenken, was der schönste Moment des Tages war.
Es muss dabei nicht um etwas Außergewöhnliches gehen, sondern um kleine besondere Momente im Alltag. Das kann ein ganz kurzer Augenblick sein – ein Gespräch, ein Lied, das Sie gehört haben und wovon Sie fröhlich wurden oder etwas ganz anderes, das Ihnen etwas bedeutet.
Wenn Sie auch normalerweise ein Tagebuch oder einen Kalender führen: Wählen Sie ein besonderes Buch, das Sie ausschließlich für diesen Zweck benutzen. Dies hat den Effekt, dass Sie sich eine Schatzkiste anlegen: ein Buch mit ausschließlich positiven Erlebnissen und Gedanken.

Material

Ein Tagebuch oder ein Kalender speziell für diesen Zweck

O
S
K
A
R

Beispielfragen zur Reflexion

- *Was fällt Ihnen auf, wenn Sie in Ihrem Tagebuch blättern?*
- *Welche Momente/Personen sind besonders hilfreich?*
- *Bei welchen Momenten hoffen Sie, dass diese bald wieder vorkommen werden?*
- *Was gibt Ihnen das Vertrauen, dass Sie dieses Buch füllen können?*
- *Was haben Sie selbst dazu beigetragen, dass diese Momente geschahen?*

Varianten

Fotos

Wenn der Klient ein Handy oder einen Fotoapparat besitzt, bitten Sie ihn, von diesen schönen Momenten ein Foto zu machen. Dieses Foto kann zur visuellen Verstärkung des Erlebten und als Anker entweder in einem „Schöne Momente"-Ordner auf dem Handy oder Computer gespeichert oder ausgedruckt und ins Tagebuch geklebt werden.

Murmeln

Bitten Sie den Klienten, sich morgens eine Handvoll Murmeln/schöne Steine/Bohnen in eine Jackentasche zu stecken und tagsüber auf schöne Momente zu achten. Jedes Mal, wenn etwas Angenehmes oder Schönes geschieht oder es sich „ein bisschen wie nach dem Wunder" anfühlt, dann soll der Klient eine Murmel aus der linken Jackentasche holen und sie in die rechte Jackentasche stecken. Abends oder in der nächsten Therapieeinheit kann er anhand dieser Murmeln die positiven Momente des Tages Revue passieren lassen.

Schöne Momente sammeln

Bitten Sie den Klienten, ein Glas aufzustellen, das er gemeinsam mit der Familie/Partnern/Kollegen mit auf Briefchen notierten schönen Momenten füllen kann. In regelmäßigen Abständen wird das Glas gemeinsam geleert und die Briefchen vorgelesen. Ein schönes Extra kann es sein, das Glas gemeinsam zu verzieren.

Gruppe

Es gibt einige Varianten, wie Sie diese Technik im Gruppenverband anwenden können.

- Fordern Sie die Gruppenmitglieder auf, eine Collage über schöne Momente der letzten Woche zu gestalten.
- Stellen Sie als Aufgabe das Gestalten einer Collage über den idealen Tag. Womit verbringt der Klient den idealen Tag, wo, mit wem und was bedeutet es ihm?
- Fordern Sie die Klienten auf, im Laufe der Woche Fotos zu machen von positiven Momenten. Diese können ausgedruckt und mitgebracht und in verschiedene Aufträge eingebunden werden.

O
S
K
A
R

5.8 Ein Brief aus der Zukunft

Entstehung

Diese Intervention stammt von Yvonne Dolan, die sie vielfältig in der Traumatherapie angewendet hat. Sie hat mir netterweise erlaubt, sie zu nutzen.

Intention

Ziel der Intervention ist es, den Klienten eine Zielversion entwickeln zu lassen. Wie sieht sein Leben in (einigen Jahren) idealerweise aus, wenn das Problem gelöst ist? Wer ist wichtig in seinem Leben? Wie verbringt der Klient seinen Alltag? Wie ist er dort hingekommen? Er beschreibt in diesem Brief auch, wie er an diesen idealen Ort gekommen ist und seine Probleme gelöst hat.

Vorgehen

Aufgabenstellung

Wählen Sie einen Zeitpunkt in der Zukunft (in fünf, zehn, 15 oder 20 Jahren oder einen anderen Zeitpunkt, der für Sie nützlich ist). Schreiben Sie das gewählte Datum auf den Brief. Stellen Sie sich vor, dass die entsprechende Anzahl Jahre bereits vergangen ist und dass Sie einen Brief an eine wohlwollende Person schreiben, jemanden der Ihnen sehr nahe steht und mit dem Sie auch in der Zukunft noch befreundet sein möchten.

Stellen Sie sich vor, dass Sie zu dem Zeitpunkt, an dem Sie den Brief schreiben, ein angenehmes, gesundes, zufriedenes Leben führen. Wenn es in Ihrem Leben heute Probleme gibt, nehmen Sie an, dass diese Probleme dann gelöst sind oder dass Sie einen guten Weg gefunden haben, um mit diesen Problemen zu leben.

Erzählen Sie in dem Brief, wie Sie diese Probleme gelöst haben und wie Ihr Leben jetzt aussieht. Erzählen Sie, was rückblickend am meisten geholfen hat.

Beschreiben Sie so detailliert wie möglich, wie der normale Alltag aussieht und wie Sie in dieser schönen Zukunft Ihre Zeit verbringen. Wo, wie und mit wem leben Sie? Beschreiben Sie Freundschaften, Überzeugungen, Ideen aus der Vergangenheit und Träume für die Zukunft. Welche Orte, Personen, Gedanken, Überzeugungen, welcher Beruf spielen eine Rolle?

Dieser Brief soll nicht verschickt werden, er ist nur für Sie bestimmt.

Es kann allerdings sehr viel Spaß machen, diesen Brief zum genannten Zeitpunkt zu öffnen und sich davon überraschen zu lassen, welche Träume wahr geworden sind.
Es ist dabei nicht notwendig, dass Sie sich ausschließlich auf Dinge fokussieren, die aus heutiger Perspektive realistisch erscheinen. Erlauben Sie sich zu träumen, zu planen, zu fantasieren.

Arbeitsblatt: Brief aus der Zukunft

Datum:

Liebe*r ...,

O
S
K
A
R

Beispielfragen zur Reflexion

Auch wenn der Klient den Inhalt des Briefes nicht teilen möchte, ist es dennoch nützlich, ihn zu reflektieren, um den Effekt zu vertiefen:

- *Wie war es für Sie, diesen Brief zu schreiben?*
- *Inwiefern gleicht Ihr Leben heute schon Aspekten aus dem Brief aus der Zukunft?*
- *Welche Personen, Rollen, Dinge sind bereits heute in Ihrem Leben, die Sie gerne darin behalten möchten?*
- *Welche Dinge haben Sie in Ihrem Brief beschrieben, die heute noch keine Rolle in Ihrem Leben spielen?*
- *Welchen Unterschied wird es für Sie machen, wenn diese Dinge eine (größere) Rolle in Ihrem Leben spielen?*
- *Wann war dies zuletzt ein bisschen so?*
- *Welche Ihrer Ressourcen werden Sie einsetzen, die helfen können, die Situation aus dem Brief zu erreichen?*
- *Wer wird es zuerst bemerken, wenn Sie sich diesem Bild annähern?*

Experiment

Probieren Sie diese Intervention selbst aus und schreiben Sie sich einen Brief aus der Zukunft. Nachdem Sie den Brief geschrieben haben, kleben Sie ihn zu und öffnen Sie ihn erst wieder in der Zukunft. Lassen Sie sich davon überraschen, wie viele Ihrer Wünsche wahrgeworden sind.

Variante: Brief in die Zukunft

Eine Variante dieser Intervention ist ein ermutigender Brief in die Zukunft für schwere Momente. Dieses Mal wird der Brief ausdrücklich im Hier und Jetzt geschrieben, an den Schreiber selbst gerichtet. Der Klient nutzt sein jetziges Wissen über seine Ressourcen und Copingfähigkeiten und bringt in diesem Brief zu Papier, was ihm hilft, wenn er traurig oder verzweifelt ist, und was er auch in Zukunft wieder nutzen will – eine Art selbst gepackter Notfallkoffer für schwierige Zeiten.

O S K A R

Intention

Diese Intervention erfordert vom Klienten, sich der Rolle des Experten bewusst zu sein und sich selbst zu „verschreiben", was in schwierigen Situationen hilfreich sein kann. Dies verfolgt zum einen das Ziel, dass der Klient in der heutigen Situation über seine Copingstrategien nachdenkt und sich ihrer idealerweise mehr bewusst wird. Zum anderen kann dieser Brief als glaubwürdiges Hilfsmittel dienen, wenn es ihm schlecht geht.

Beispielfragen

- *Welche Fähigkeiten wollen Sie sich in schwierigen Momenten bewusst machen?*
- *Wer oder was kann dabei helfen?*
- *Welches Motto, welche Musik, welche Tätigkeit können helfen?*
- *Welcher Freund kann in schwierigen Situationen am besten um Rat gefragt werden?*
- *Gibt es einen Ort, an dem Sie sich besonders wohlfühlen und zur Ruhe kommen?*
- *Was hilft am besten, um mit stressigen Situationen oder Selbstzweifeln umzugehen?*
- *Bei wiederkehrenden Symptomen, seien sie psychischer oder physischer Natur: Welche Tätigkeiten oder Strategien helfen Ihnen dabei, mit diesen Symptomen umzugehen?*

O S K A R

5.9 Top-Five-Werte

Hintergrund

Diese Technik basiert auf einer Methode der Therapeutin Otteline Asselberg, die sie aus verschiedenen Quellen zusammengesetzt hat und so nett war, sie mir zur Verfügung zu stellen.

Intention

Diese Intervention bietet die Möglichkeit, um Werte und Wünsche, die der Klient für seinen „idealen Alltag " oder seinen „perfekten Arbeitsplatz" hat, zu finden und zu hierarchisieren. Auch hilft das strukturierte Vorgehen dabei, diese Faktoren als bewusste, wertegestützte Entscheidungen zu sehen. Welche Faktoren und Tätigkeiten sind ihm in der aktuellen Situation am wichtigsten? Welche Werte finden sich darin wieder?

Vorgehen

Aufgabenstellung
Versuchen Sie, sich Ihr ideales (Berufs-)Leben vorzustellen. Wo und wie leben Sie, welche Umgebungsfaktoren spielen eine Rolle? Welche Tätigkeiten sind Ihnen wichtig?
Nehmen Sie sich nun die Zeit, eine Liste mit allen Werten zu schreiben, die eine Rolle spielen, wenn Sie sich für Ihr ideales Leben/Ihren idealen Arbeitsplatz entscheiden müssten. Setzen Sie dazu die folgenden Satzanfänge fort:
Wenn ich mein ideales Leben führe, bin ich .../habe ich .../mache ich ...
oder:
Wenn ich meinen idealen Arbeitsplatz habe, bin ich .../habe ich .../mache ich ...

Erster Schritt
Bitten Sie den Klienten zehn Werte auszuwählen, die ihm für sein ideales Leben oder seinen idealen Arbeitsplatz wichtig wären:
Welche zehn Dinge dürfen auf keinen Fall fehlen? Schreiben Sie diese auf die Liste auf dem ersten Arbeitsblatt. Nennen Sie pro Ziffer nur einen Wert und wählen Sie Beschreibungen, die so konkret wie möglich sind.

Zweiter Schritt

Wenn Sie zehn Aspekte Ihres idealen (Arbeits-)Lebens gefunden haben, geht es darum, diese zu hierarchisieren. In der Tabelle auf der zweiten Seite des Arbeitsblattes korrespondieren die Zahlen jeweils mit den Ziffern Ihrer Werte. Wägen Sie in jedem Fach ab, welche der zwei Aspekte Ihnen wichtiger sind: Ist Wert 1 relevanter oder Wert 2? Kreuzen Sie jeweils den wichtigeren Wert an und machen mit der nächsten Abwägung weiter.

Seien Sie ehrlich zu sich selbst und entscheiden Sie spontan, was Ihnen wichtiger ist.

Wenn Sie die gesamte Tabelle durchlaufen haben, zählen Sie, wie oft Sie die einzelnen Punkte angekreuzt haben. Hieraus ergeben sich die Top Five mit den Werten, die Ihnen am wichtigsten sind.

Beispiel: Nehmen wir an, ein Klient benennt als Werte für eine Arbeitsstelle unter anderem: ein gutes Gehalt, einen kurzen Arbeitsweg, nette Kollegen, persönliches Entwicklungspotenzial. Im zweiten Schritt entscheidet er in der ersten Zeile der Tabelle, ob ihm Aspekt 1 (ein gutes Gehalt) oder 2 (ein kurzer Arbeitsweg) wichtiger ist. In der nächsten Zeile kreuzt er an, ob ihm Aspekt 1 oder 3 (nette Kollegen) und 2 oder 3 wichtiger sind und kreuzt jeweils den wichtigeren Wert an. Ebenso verfährt er in den anderen Zeilen mit den übrigen Werten und vergleicht diese untereinander und entscheidet sich jeweils für den Aspekt, der ihm intuitiv am wichtigsten ist.

Dritter Schritt:

Sie haben nun die fünf Werte identifiziert, die Ihnen momentan für Ihr (Arbeits-) Leben am wichtigsten sind. Wir werden uns nun auf Ihre ersten drei Werte konzentrieren.

Als Nächstes erarbeiten Sie mit dem Klienten, wie er merken wird, dass er tatsächlich nach diesen Werten lebt. Befragen Sie ihn dazu, welchen Unterschied es macht, wenn diese Werte genug Raum erhalten. Wann hat er beispielsweise genug Zeit für seine Kinder? Was bedeutet es für ihn konkret, wenn er ein gutes Gehalt verdient? Inwiefern verhält er sich dann anders?

? Beispielfragen zur Reflexion

- *Gibt es einen Punkt, der Sie überrascht hat?*
- *Was hat dafür gesorgt, dass Sie sich so entschieden haben? Was ist Ihnen wichtig an diesen Werten? Und was noch?*
- *Inwieweit stimmt Ihr heutiges Leben mit Ihrem Ideal überein? Inwieweit finden sich die Top Five schon in Ihrem heutigen Leben wieder? Welche Punkte nicht?*

- *Wovon hätten Sie gerne mehr in Ihrem Leben?*
- *Wann war dies in der Vergangenheit bereits ein bisschen so? Was war in solchen Momenten anders?*
- *Welchen Unterschied würde es machen, wenn Ihre Arbeitsstelle all diese Anforderungen erfüllen würde?*

Tipp

Bei der Auswahl der Werte ist es hilfreich und wichtig, sie so prägnant und konkret wie möglich zu umschreiben.

Arbeitsblatt: Top-Five-Werte (1)

Wenn ich mein ideales Leben führe, bin ich/habe ich/mache ich

1. ____________________
2. ____________________
3. ____________________
4. ____________________
5. ____________________
6. ____________________
7. ____________________
8. ____________________
9. ____________________
10. ____________________

O S K A R

Arbeitsblatt: Top-Five-Werte (2)

1 2					
1 3	2 3				
1 4	2 4	3 4			
1 5	2 5	3 5	4 5		
1 6	2 6	3 6	4 6	5 6	
1 7	2 7	3 7	4 7		
1 8	2 8	3 8	4 8		
1 9	2 9	3 9	4 9		
1 10	2 10	3 10	4 1		

Wie oft haben Sie die einzelnen Pu

1:	6:
2:	7:
3:	8:
4:	9:
5:	10:

Arbeitsblatt: Top-Five-Werte (3)

Welche fünf Werte kommen am häufigsten vor?

Meine Top-Five-Werte:

1: ____________________

2: ____________________

3: ____________________

4: ____________________

5: ____________________

Woran werden Sie merken, dass die wichtigsten drei Werte genug Raum einnehmen in Ihrem Leben? Was ist dann anders? Wie sieht dies konkret aus?

Wert 1:
Hieran werde ich es merken: ____________________

Welchen Unterschied wird dies machen? ____________________

Wert 2:
Hieran werde ich es merken: ____________________

Welchen Unterschied wird dies machen? ____________________

Wert 3:
Hieran werde ich es merken: ____________________

Welchen Unterschied wird dies machen? ____________________

Beispiel: Für den Wert: „Ich verbringe Zeit mit meinen Kindern" könnten die Marker sein: „Wir essen jeden Abend gemeinsam.", „Wir unternehmen an einem Tag des Wochenendes etwas zusammen." und „Ich bringe die Kinder abends ins Bett und lese ihnen eine Geschichte vor."

5

5.10 Timeline

Intention

Eine Timeline ist eine gedachte Zeitlinie im Raum, die Vergangenheit, Gegenwart und Zukunft oder einen bestimmten Zeitabschnitt darstellt. Auf dieser Zeitlinie lassen sich verschiedene Lebensereignisse oder -abschnitte besprechen. Im lösungsorientierten Arbeiten geht es dabei vor allem um das Identifizieren von Ressourcen und Copingstrategien sowie Ausnahmen.

Vorgehen

Aufgabenstellung

Stellen Sie sich Ihr Leben als Linie vor. Wo wollen Sie die Linie Ihres Berufslebens in diesem Raum verlaufen lassen? Von wo aus möchten Sie diese Linie von außen betrachten (Metaposition)? Wo ist die Gegenwart? Wo die Zukunft?

Eventuell können Sie als zusätzliche Orientierung und Visualisierung ein Seil oder Band als Timeline auf den Boden legen.

Markieren Sie auf dieser Linie Punkte in der Vergangenheit, an denen es Ihnen richtig gut ging. Oder bei sehr entmutigten Klienten: *Markieren Sie auf der Linie Ausnahmen, an denen es Ihnen etwas besser ging.*

- *Welche dieser Situationen möchten Sie einmal aufsuchen?*
- *Welche Fähigkeiten haben Sie in dieser Situation?*
- *Wie sieht diese Situation aus? Was sehen, hören, riechen, schmecken Sie?*

Abschluss aus der Metaposition

- *Was fällt Ihnen aus dieser Position noch auf, was Sie damals gut konnten?*
- *Was nützt Ihnen davon hier und heute?*
- *Was haben Sie damals gelernt und in Ihr weiteres Leben mitgenommen?*
- *Wie können Sie dieses Gefühl, diese Stärken in die Zukunft übertragen?*

Tipp

Gehen Sie nicht in Interaktion, während der Klient auf der Timeline steht, sondern lassen Sie den Klienten die Situation wiedererleben und begleiten Sie ihn dabei. Stellen Sie sich dabei mit derselben Blickrichtung neben den Klienten und stellen Sie Fragen. Reden Sie im Präsens und sprechen Sie die Körpersinne an: Was sieht, hört, riecht, schmeckt er in der Situation? Was spürt er?

O
S
K
A
R

5.11 Ressourcen darstellen mit Karten, Figuren, Tieren, Symbolen

Intention

Die Nutzung von Karten oder Figuren hilft dabei, die Situation und damit auch das Problem zu →externalisieren und die Perspektive zu ändern. Die Situation wird damit weniger bedrohlich und es ist einfacher möglich, sich sachlicher und „von außen" mit ihr zu befassen. Damit findet ein Perspektivwechsel statt. Auch gelingt es zuweilen einfacher, eine Metaposition einzunehmen und die Situation zu reflektieren und Lösungsstrategien zu entwickeln.

Material

Sie können verschiedene Materialien nutzen, wie beispielsweise Fingerpuppen, Gummitiere, Bildkarten. Wichtig ist eine möglichst große Auswahl an vielseitigen Figuren.

Vorgehen

Variante 1: Arbeit mit Tierfiguren

Aufgabenstellung für den Klienten:
Wählen Sie sich zwei Tiere aus. Das erste Tier repräsentiert die heutige Situation. Das zweite Tier stellt die gewünschte Situation in einem Jahr dar.

Beispielfragen

- *Was ist der Unterschied zwischen beiden Tieren?*
- *Welche Stärken hat das erste Tier? Wie setzt es diese ein?*
- *Wenn das Tier sich die heutige Situation anguckt, hat es dann Tipps oder ein Motto? Welche der Stärken des ersten Tieres sind jetzt bereits hilfreich?*
- *Welche Stärken hat das zweite Tier, die das erste noch nicht hat?*
- *Welchen Unterschied wird es machen, wenn Sie die Kräfte und Möglichkeiten des zweiten Tieres zur Verfügung haben?*

- *Gab es schon einmal Situationen, in denen Sie diese Ressourcen bereits besaßen und genutzt haben? Was war in diesen Momenten anders?*

O S K A R

Varianten

- Genogramm mit Ressourcen (z. B. Familie, Freundeskreis, Kollegen/Team)
- Eigene Ressourcen und Stärken anhand von Comicfiguren darstellen
- Skalieren anhand der Tiere

O S K A R

5.12 Das perfekte Problemrezept

Intention

Dies ist eine paradoxe Intervention, die dabei helfen kann, das Problem und mögliche Lösungen aus einer anderen Perspektive zu beleuchten. Indem der Klient sich überlegt, was er tun kann, um das Problem so groß und belastend wie möglich zu machen, verändert sich die Perspektive: Der Klient hat Einfluss darauf, die Situation schlimmer zu machen. Also hat er eventuell auch Einfluss darauf, die Situation besser zu machen.
Zudem macht diese Aufgabe im Gruppensetting viel Spaß, sorgt sie doch in der Regel für viele Lacher.

Vorgehen

Setting: Einzel- oder Gruppenaufgabe

Aufgabenstellung
Ich möchte Sie einladen, ein perfektes Problemrezept zu kochen. Welches Süppchen soll es werden? Geben Sie dem Rezept einen ansprechenden Namen.
Wie wäre es mit dem „höllisch guten Rückenschmerz-Auflauf" oder der „sprudelnden Wut-Suppe"? Welche Zutaten benötigen Sie? Welches ist die Hauptingredienz? Welche Zutat darf auf keinen Fall fehlen? Und wie können Sie das Rezept mit Erfolgsgarantie zubereiten? Was macht das Gericht besonders schmackhaft? Wann wird das Problem am besten zubereitet? Wer kann helfen?

Tipp

Damit der Klient sich nicht veralbert, sondern ernst genommen fühlt, ist bei einer solchen Aufgabe eine Erklärung der Intention sowie eine gute therapeutische Beziehung wichtig. Der Therapeut sollte realistisch abschätzen können, ob der Klient den Humor und den Nutzen der Aufgabe sehen kann. Wenn nicht, ist die Aufgabe kontraproduktiv.

Arbeitsblatt: Das perfekte Rezept für

____

Zutaten:

- _______________
- _______________
- _______________
- _______________
- _______________
- _______________
- _______________
- _______________
- _______________
- _______________

Zubereitung:

____

____

____

____

____

____

____

____

5

O S K A R

5.13 Ich packe meinen Koffer

Hintergrund

Der Aufenthalt in der (psychiatrischen) Klinik oder eine Reha oder Entgiftung wird zuweilen als „leere Zeit" empfunden oder ist für Klienten und das Umfeld sogar schambesetzt. Daraus begründet sich das Ziel, mit den Klienten zu erarbeiten, was sie in der Therapiezeit erreicht und von welchen Angeboten sie besonders profitiert haben, und das Ziel, die Akzeptanz des Aufenthaltes zu fördern und die Klienten für den Wiedereinstieg in ihr Alltagsleben zu stärken. Hinzu kommt, dass es bei manchen Klienten kurz vor Ende der Behandlung zu einer Verschlechterung von Stimmung, Zuversicht und Selbstvertrauen kommt. So sehr sie im Klinikalltag oder während des Therapieprozesses stabil erschienen waren, Fortschritte machten und kontinuierlich auf eine Entlassung hinarbeiteten, so sehr zweifeln sie plötzlich daran, dass sie dem Alltag zu Hause gewachsen sein werden.

Intention

Als Nahziel geht es um Wertschätzung und Würdigung dessen, was der Klient während des Klinikaufenthaltes erreicht hat und darum, Unterstützung beim Übergang nach Hause zu bieten.
Als Fernziel geht es darum, die in dieser Zeit erworbenen Ressourcen und Fähigkeiten zu internalisieren und in den Alltag zu Hause zu integrieren. Dieses Ziel gründet sich auf der Annahme, dass die Probleme, die jemanden in die Klinik gebracht haben, insbesondere im Alltag bestanden. Beispielsweise sind viele der Stressfaktoren (Arbeit, Verantwortung für Kindererziehung, ...) in der Klinik vorläufig nicht mehr vorhanden. Das empfinden viele Klienten anfangs als sehr hilfreich, sie bekommen eine Auszeit. Aber wenn es dann um die Entlassung nach Hause geht, stürzen all diese Faktoren natürlich wieder auf sie ein. Sie sind doch wieder gesund? Daraus folgt, dass das Gelernte so nachhaltig wie möglich in das Leben zu Hause übertragbar sein muss, um langfristig nützlich zu sein.
Ergänzend geht es natürlich auch darum, das Selbstvertrauen des Klienten dahingehend zu fördern, dass er die für ihn persönlich nützlichen Copingstrategien und Hilfen kennt und diese bewusst einsetzen kann.

Material

Moderationskarten

Vorgehen

Aufgabenstellung: Es geht heute um die Reflexion des Aufenthaltes in der Klinik und dessen, was Sie bisher erreicht haben. Die Einheit soll Ihnen nach Möglichkeit Aufschluss über einen oder mehrere der folgenden Punkte geben:

- *Wo stehen Sie heute im Vergleich zur Situation bei Aufnahme?*
- *Was haben Sie bisher erreicht?*
- *Was haben Sie hier gelernt und wann und wo kann dies zu Hause nützlich sein?*
- *Welche der während des Aufenthaltes erworbenen Fähigkeiten und Strategien möchten Sie zu Hause in jedem Fall weiter anwenden?*

Erster Schritt: Skalierung und Situation klären

- *Auf einer Skala von eins bis zehn, wobei eins den Zustand bedeutet, in dem Sie in die Klinik gekommen sind, und zehn bedeutet, dass Sie sich dem Alltag zu Hause wieder gewachsen fühlen, wo stehen Sie dann heute?*

Nachdem der Klient den aktuellen Skalenwert markiert hat, besprechen Sie den Wert mit ihm detailliert:

Zweiter Schritt: Interne Ressourcen

- *Sie stehen bei … Was macht den Wert zu …?*
- *Was haben Sie selbst dazu beigetragen, um auf diesen Skalenwert zu gelangen?*
- *Welcher Skalenwert würde ausreichen, um mit gutem Gefühl nach Hause zu kommen?*

Ich habe die Erfahrung gemacht, dass dieser Wert oft ein ganzes Stück unter der zehn liegt. Dies wird von den Klienten als erleichternd erlebt.

Dritter Schritt: Externe Ressourcen

Klären Sie mit dem Klienten, was ihm im Klinikalltag dabei geholfen hat, den aktuellen Wert auf der Skala zu erreichen. Gemeint sind Therapieangebote, Handlungen oder Aussagen von Personal, Mitpatienten, Familienmitgliedern, Texten oder

O S K A R

Büchern etc. Alles, was er genutzt hat und was seiner Meinung nach hilfreich war, um bei dem aktuellen Skalenwert anzukommen, ist relevant.
Erfragen Sie insbesondere welche Situationen, Gespräche, Handlungen und Personen in schwierigen Situationen im Verlauf des Aufenthaltes hilfreich waren. Was konnte er auch an schwierigen Tagen nutzen und wozu konnte er es besonders nutzen?

Vierter Schritt: Hierarchisierung der Ressourcen

Nach ausreichender Klärung von *„Was noch ...?"* bitten Sie den Klienten, sich aus den genannten Ressourcen die drei wichtigsten herauszusuchen, die er auf jeden Fall beibehalten will. *Welche zwei bis drei Dinge werden am hilfreichsten dabei sein, den Alltag zu Hause wieder anzugehen? Woran wollen Sie denken, wenn es zu Hause schwierige Momente gibt?* Lassen Sie dem Klienten Zeit, um diese herauszusuchen.

Fünfter Schritt (optional): Schaffen eines Ankers

Bitten Sie den Klienten, die Ressourcen aufzuschreiben oder als Symbol aufzuzeichnen. Nutzen Sie dabei jeweils eine gesonderte Moderationskarte o. ä. für eine Ressource.

- *Gibt es vielleicht ein Motto oder einen Satz, der Sie an diese Ressourcen erinnern kann?*
- *Wo können Sie diese Karten zu Hause hinlegen, um sich auch in schwierigen Situationen an die Stärke, diese Fähigkeit zu erinnern?*
- *Wann werden Sie beginnen, ... umzusetzen? Was könnte Sie daran hindern und was wollen Sie dagegen tun? Wer und was können Ihnen dabei helfen?*

Mögliche Folgesitzungen

Für eine weitere Sitzung oder wenn noch Zeit verfügbar ist, gibt es noch weitere denkbare Skalierungen. Wenn der Klient Zweifel hat, ob er die geplanten Dinge in den Alltag übertragen können wird, können Sie ihn seine Zuversicht und/oder Motivation skalieren lassen, um nach Ansatzpunkten zu suchen.

- *Stellen Sie sich eine Skala von null bis zehn vor, wobei null bedeutet, das Sie sich sehr sicher sind, die Dinge im Alltag nicht umzusetzen, und zehn bedeutet, dass Sie überhaupt keinen Zweifel daran haben, dass Sie dies in den Alltag übernehmen werden. Wo stehen Sie dann jetzt? Wer könnte Ihnen dabei helfen/Sie gegebenenfalls daran erinnern, diese Dinge zu nutzen? Gibt es Unterschiede zwischen den einzelnen Ressourcen?*

5.14 Hausaufgaben für Klienten

Intention

Hausaufgaben für den Klienten helfen dabei, auch außerhalb der Klinik oder der Therapiesitzungen den Fokus zu verändern und nach Ressourcen zu suchen. Hinzu kommt, dass die wesentlichen Veränderungen im eigenen Umfeld und im Alltag stattfinden.
Es geht bei Hausaufgaben nicht um in Stein gemeißelte verpflichtende Aufgaben, sondern vielmehr in den meisten Fällen entweder um Beobachtungsaufgaben *(Beobachten Sie, was bereits so gut ist, dass es so bleiben soll)* oder um Dinge, die der Klient bereits tut (Ausnahmen), fühlt oder denkt, die ihn in Richtung seines Zieles voranbringen. Also um mehr Desselben (If something works, do more of it). Wenn es einem Klienten beispielsweise hilft, Sport zu machen, um einen klaren Kopf zu bekommen und sich von sorgenvollen Gedanken abzulenken: Wie kann er in der kommenden Woche noch mehr Zeit damit verbringen? Wie kann er sich auch in einem hektischen Familienalltag Raum dafür schaffen? In der Regel entstehen diese Aufgaben aus dem Thema der Sitzung. Was hat der Klient beispielsweise als Voraussetzung benannt, um auf der Skala einen Schritt höher zu kommen? Welchen ersten Schritt kann und will er in der kommenden Zeit setzen?

Varianten

Erstinterview Formelaufgabe:

Achten Sie bis zu unserem nächsten Treffen genau darauf, was in Ihrem Leben bereits so gut ist, das es auf jeden Fall so bleiben soll.

Intention

Geeignet für Klienten, die so auf das Problem/beklagte Verhalten fokussiert sind, dass sie Ausnahmen vom Problem nicht bewusst wahrnehmen.
Beispielfragen:

- *Beobachten Sie, was Sie tun, wenn das Problem weniger stark bzw. gar nicht vorhanden ist.*
- *Was wäre das erste kleine Anzeichen dafür, dass Ihr Leben wieder mehr so sein würde?*
- *Was wäre ein erstes kleines Anzeichen dafür, dass die Dinge sich in die richtige Richtung entwickeln?*
- *Achten Sie in den nächsten Tagen darauf, wann es bereits ein kleines bisschen ist wie nach dem Wunder.*

O

S

K

A

R

Tipp

1 Interventionen gut verkaufen! *Ich frage mich, ob es für Sie nützlich wäre in der kommenden Woche darauf zu achten, wann es besser geht.*

2 Achten Sie darauf, dass Ihre Fragen kein Kreuzverhör werden. Und stellen Sie die Fragen immer mit der Überzeugung, dass Ihr Klient gute Gründe für sein Verhalten hat. Falls Sie ihm die Hausaufgabe gegeben haben und er erledigt diese nicht, fragen Sie ihn mit aufrichtigem Interesse, was er stattdessen getan hat und was nützlich war. *Und was noch?*

5.15 Gruppeninterventionen

Hintergrund

Ressourcenorientiertheit ist in aller Munde. Es geht in der lösungsorientierten Arbeit stets darum, Ressourcen des Klienten zu finden, zu benennen und wertzuschätzen. Da es im ergotherapeutischen Setting nicht immer möglich ist, dies in Einzeltherapie mit Klienten zu erarbeiten, finden Sie in diesem Kapitel eine Reihe von Beispielen, wie Sie auch im Gruppensetting die Klienten dabei unterstützen können, Ressourcen zu identifizieren und zu verstärken. Sie können aus der Not eine Tugend machen, da Feedback von Gruppenmitgliedern oft viel schneller angenommen wird.

Intention

Indem auch im Gruppenkontext die Ressourcenorientiertheit im Vordergrund steht, können die Beobachtungen und Ressourcen der Gruppenmitglieder einander verstärken und unterstützend wirken. Nicht immer sind den Klienten ihre Ressourcen bewusst. Durch das Benennen von Ressourcen, Hobbys und Stärken erhalten Klienten eine andere Rolle und werden als kompetente Personen wahrgenommen mit einem vielseitigeren persönlichen Hintergrund als nur dem des Kranken.

O
S
K
A
R

Ressourcenspiel

Intention

Dieses Spiel hilft dabei, eigene Ressourcen zu wählen, diese vor der Gruppe zu benennen und sie sich damit auch selbst mehr bewusst zu machen. Hinzu kommt, dass die Gruppenmitglieder einander Komplimente machen. Durch den Zufallseffekt kommt der Klient in die Lage, sich mit Fähigkeiten auseinanderzusetzen, die er spontan eventuell nicht selbst benannt hätte.

Material

Ausgedruckte Liste mit Fähigkeiten, wobei die einzelnen Fähigkeiten auf gleichgroßen Kärtchen stehen. Im Internet sind hierzu viele Beispiele zu finden.

Vorgehen

Erste Runde

Jeder Klient erhält zunächst willkürlich fünf Ressourcenkarten. Die anderen Karten liegen auf einem verdeckten Stapel.

Zweite Runde

Wer an der Reihe ist, zieht eine weitere Ressourcenkarte und wägt ab, welche der nun sechs Ressourcenkarten, die er in der Hand hat, am wenigsten zu ihm passt. Diese Karte kann er entweder

- in der Tischmitte offen ablegen oder
- einem Mitspieler als Kompliment aushändigen, wobei er kurz benennt, warum er diese Ressource passend findet.

Wer auf diese Art eine Karte von einem Mitspieler erhalten hat, lässt sie als Bonuskarte offen vor sich liegen.

Dritte Runde und alle weiteren Runden

Wer nun an der Reihe ist, kann entweder eine der Karten aus der Tischmitte auswählen oder wieder eine verdeckte Karte vom Stapel ziehen.

Ende des Spieles und Reflexion

Nach drei bis fünf Runden wird das Spiel beendet. In einer Reflexionsrunde stellen die Teilnehmer ihre Ressourcenkarten vor.

Beispielfragen zur Reflexion

- *Welche dieser Fähigkeiten ist Ihnen besonders wichtig?*
- *Worauf sind Sie besonders stolz?*
- *Welchen Unterschied machen diese Ressourcen für Sie?*
- *In welchen Situationen sind diese Ressourcen besonders hilfreich?*

Optionen zur Vertiefung

Um die gefundenen Ressourcen zu verankern, kann es sinnvoll sein, entweder ein Foto der Karten zu machen oder die gefundenen Ressourcen aufzuschreiben oder z. B. in einer Collage zu verarbeiten.

Um das Gruppengefühl zu stärken, können die ausgewählten Ressourcen auch in einem Bild gemeinsam verarbeitet werden, wobei jeder Teilnehmer ein „Tortenstück" mit seinen Ressourcen und Illustrationen füllt und diese Teile anschließend zusammengeklebt und aufgehängt werden.

Varianten

In einer zweiten Runde des Spieles können auch Ressourcen gewählt werden, die die Gruppenmitglieder gerne noch mehr verstärken wollen. *Wovon hätten Sie gerne mehr in Ihrem Leben?* In diesem Fall werden die Ressourcen – im Gegensatz zur Kompliment-Runde – allerdings nur selbst ausgewählt und keine Empfehlungen an Gruppenmitglieder ausgesprochen.

O S K A R

Andere wollen mit mir befreundet sein, weil ...

Hintergrund

Diese Aufgabe wenden wir im Rahmen eines Sozialen Fertigkeitstrainings als Energizer an. Es geht in der entsprechenden Einheit um das Kennenlernen der Gruppenmitglieder sowie das Identifizieren eigener Ressourcen.

Intention

Vielfach werden Komplimente von Mitpatienten deutlich leichter angenommen als Feedback des Therapeuten. Auch der Therapeut kann in diesem Rahmen teilnehmen, seine Meinung ist dann aber nur eine von vielen. Neben der Stärkung des Selbstvertrauens der einzelnen Teilnehmer sorgt diese Übung oftmals auch für ein verbessertes Gruppengefühl und ein sichereres Gruppenklima.

Vorgehen

Alle Gruppenmitglieder kommen nacheinander an die Reihe. Bitten Sie einen ersten Freiwilligen, in Gedanken den Satz zu vervollständigen: *„Andere wollen mit mir befreundet sein, weil ..."*

Die anderen Teilnehmer geben jeweils eine Hypothese ab, warum andere mit demjenigen befreundet sein wollen: *„Ich glaube, dass andere mit Dir befreundet sein wollen, weil ..."*

Der Angesprochene hat nun die folgenden Antwortmöglichkeiten:

A) Wenn ihm das Kompliment nicht passend erscheint, reagiert er mit: *„Danke, aber nein, das stimmt meiner Meinung nach nicht."* In meiner Erfahrung ist dies fast nie der Fall. Oft werden gerade ungewöhnliche und überraschende Komplimente sehr gerne akzeptiert.

B) Oder er nimmt das Kompliment an, aber antwortet mit: *„Das stimmt, aber es war nicht, was ich im Kopf hatte."* In diesem Fall wird das Kompliment aufgeschrieben, die Runde geht aber weiter.

C) Wenn das erdachte Kompliment benannt wird, antwortet er mit: *„Das stimmt und diesen Grund hatte ich auch im Kopf."*
Auch in diesem Fall wird die Kompliment-Runde noch beendet und alle genannten Stärken werden notiert.

O S **K A R**

Arbeitsblatt:
Andere wollen mit mir befreundet sein, weil ...

Ich glaube, dass Menschen mit Dir befreundet sein wollen, weil ...

- ________________________________
- ________________________________
- ________________________________
- ________________________________
- ________________________________
- ________________________________
- ________________________________
- ________________________________
- ________________________________
- ________________________________

O
S
K
A
R

Anteile von mir

Intention

Diese Übung hilft Gruppen dabei, sich besser kennenzulernen. Die Gruppenmitglieder stellen sich dabei mit verschiedensten Ressourcen dar. Da die Eigenschaften hierarchisiert werden, werden gleichzeitig verschiedene Wertesysteme deutlich und es kann sich darüber ausgetauscht werden. Welche Eigenschaften sind den Einzelnen besonders wichtig?

Vorgehen

Erster Schritt
Jedes Gruppenmitglied erhält fünf bis zehn Blankokarten. Auf diese Karten schreibt jeder Teilnehmer verschiedene positive Eigenschaften oder Aspekte seines Lebens, mit denen er sich identifiziert und die ihm besonders wichtig sind.

Zweiter Schritt
Bitten Sie die Klienten im zweiten Schritt, die Beschreibungen zu hierarchisieren. Es geht dabei darum zu entscheiden, mit welchen Eigenschaften die Klienten sich persönlich am meisten identifizieren. Die entsprechenden Karten kleben die Klienten jeweils in der für sie richtigen Reihenfolge auf ein Papier.

Dritter Schritt: Nachbesprechung
Im letzten Schritt stellt jeder Teilnehmer sich anhand der Eigenschaften der Gruppe vor.

Beispielfragen zur Reflexion

- *Was sind für Sie Ihre wichtigsten drei Eigenschaften?*
- *Auf welche Eigenschaften sind Sie stolz?*
- *Welche Beschreibung ist am meisten kennzeichnend für Sie?*
- *Was ist Ihnen besonders wichtig?*
- *Glauben Sie, dass andere für Sie andere Eigenschaften oder eine andere Reihenfolge wählen würden?*

Varianten

Diese Aufgabe lässt sich ausgezeichnet kreativ umsetzen. Neben den geschriebenen Eigenschaften und Beschreibungen kann eine Collage erstellt werden oder die einzelnen Aspekte werden (symbolhaft) gezeichnet. Auch die Präsentation in Form einer Profilseite aus den sozialen Medien ist denkbar. Welche Eigenschaften wollen die Gruppenmitglieder dabei in den Vordergrund stellen? Und gibt es einen Unterschied in der Darstellung auf einer privaten Profilseite und bei einem arbeitsbezogenen Profil? Welche der eigenen Eigenschaften werden einem Arbeitgeber präsentiert?

O
S
K
A
R

Wohlwollendes Hypothetisieren

Intention

Dies ist eine ausgezeichnete Kennenlernübung für Gruppen. Sie bricht das Eis und sorgt unmittelbar für eine wertschätzende und sichere Umgebung. Hinzu kommt, dass diese Aufgabe den Teilnehmern die Möglichkeit bietet zu erfahren, welchen (positiven) ersten Eindruck sie auf andere machen.

Vorgehen

Ein Freiwilliger macht den Anfang. Er bleibt auf seinem Platz sitzen und die anderen Gruppenteilnehmer hypothetisieren über seine positiven Eigenschaften, Hobbys oder Urlaubsreisen. Auf einer Flipchart oder einem großen Papierbogen können Sie eine Reihe von Fragestellungen notieren, an denen die Gruppe sich orientieren kann. Wichtig ist, dass es um positive erste Eindrücke geht. Geben Sie der Gruppe pro Teilnehmer zwei bis drei Minuten Zeit und danach Raum für eine kurze Reaktion des Angesprochenen. Welche Komplimente stimmten? Welche waren vollkommen abwegig? Die Gruppenteilnehmer, die dies wünschen, kommen nacheinander an die Reihe.

Beispielfragen

- *Was hat sie immer in ihrer Handtasche?*
- *Was trägt er immer bei sich?*
- *Was sind ihre Stärken?*
- *Wo und wie macht sie gerne Urlaub?*
- *Was hilft ihr, mit Stress umzugehen?*
- *Was ist sein Lieblingsessen?*
- *Was ist ihr Lieblingsbuch?*
- *Was schätzen seine Freunde an ihm?*
- *Was war ihre Lieblingsfigur im Kinderbuch?*

Arbeitsblatt Recovery-Karten

Intention

Diese Satzanfänge dienen der Reflexion der Behandlung und der Vorbereitung auf eine Entlassung. Sie können auf verschiedene Art genutzt werden. Zunächst beispielsweise als Gesprächsgrundlage oder für eine Mindmap zum Thema Recovery (Gesundung). Anschließend kann damit in Form einer Zeichnung oder Collage weitergearbeitet werden.

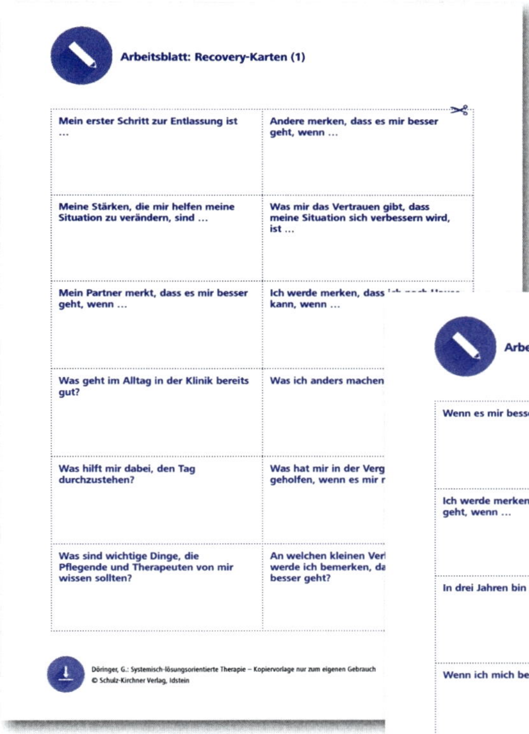

Arbeitsblatt: Recovery-Karten (1)

Mein erster Schritt zur Entlassung ist …	Andere merken, dass es mir besser geht, wenn …
Meine Stärken, die mir helfen meine Situation zu verändern, sind …	Was mir das Vertrauen gibt, dass meine Situation sich verbessern wird, ist …
Mein Partner merkt, dass es mir besser geht, wenn …	Ich werde merken, dass … kann, wenn …
Was geht im Alltag in der Klinik bereits gut?	Was ich anders machen
Was hilft mir dabei, den Tag durchzustehen?	Was hat mir in der Verg… geholfen, wenn es mir …
Was sind wichtige Dinge, die Pflegende und Therapeuten von mir wissen sollten?	An welchen kleinen Ver… werde ich bemerken, da… besser geht?

Döringer, G.: Systemisch-lösungsorientierte Therapie – Kopiervorlage nur zum eigenen Gebrauch
© Schulz-Kirchner Verlag, Idstein

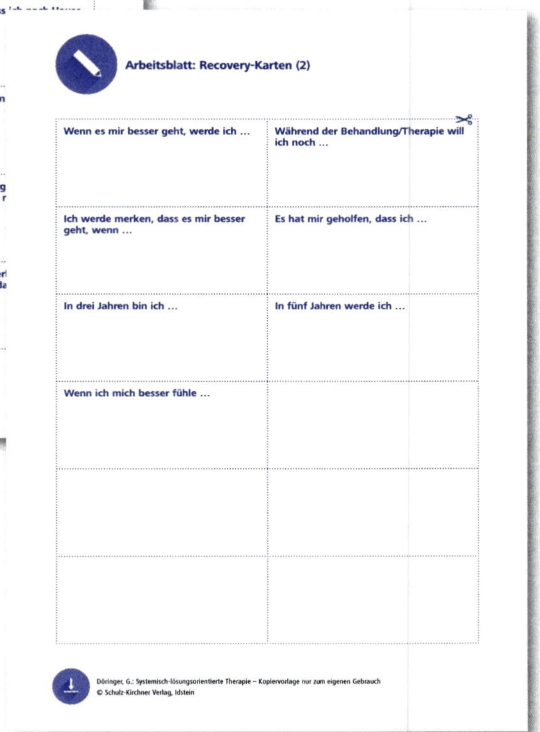

Arbeitsblatt: Recovery-Karten (2)

Wenn es mir besser geht, werde ich …	Während der Behandlung/Therapie will ich noch …
Ich werde merken, dass es mir besser geht, wenn …	Es hat mir geholfen, dass ich …
In drei Jahren bin ich …	In fünf Jahren werde ich …
Wenn ich mich besser fühle …	

Döringer, G.: Systemisch-lösungsorientierte Therapie – Kopiervorlage nur zum eigenen Gebrauch
© Schulz-Kirchner Verlag, Idstein

5

Für den Therapeuten: Reflexionsbogen Kapitel 5

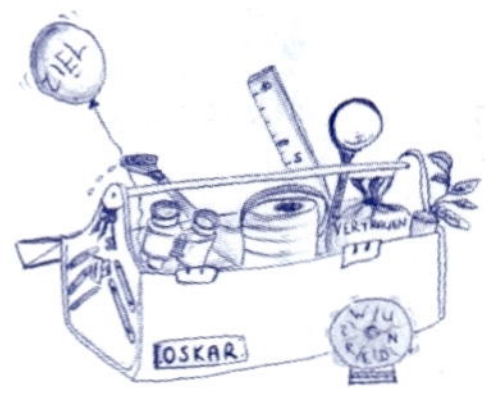

Welche Interventionen setzen Sie bereits ein?

Für welche Situationen im Therapiealltag wünschen Sie sich mehr Handwerkszeug?

Welche Interventionstechnik möchten Sie gerne in nächster Zeit ausprobieren?
Welchen Unterschied wird es machen, wenn Sie diese Technik selbstbewusst anwenden?

6 Die lösungsorientierte Brille aufsetzen

Wo Du stehst, beeinflusst was Du siehst und was Du nicht siehst;
es beeinflusst auch den Winkel, aus dem Du es siehst.
Deinen Standpunkt zu verändern, verändert alles.

Steve de Shazer

6.1 If something works, do more of it! Welche Faktoren haben Einfluss auf den Erfolg einer Therapie?

Es ist erwiesenermaßen schwierig, den Ausgang einer Therapie oder auch nur den Effekt einer einzelnen Therapiesitzung zu prophezeien. Es gibt Therapiestunden, in denen der Therapeut das Gefühl hat, gemeinsam mit dem Klienten den „Unterschied, der einen Unterschied macht" gefunden zu haben. Stunden, nach denen er voller Zuversicht den Gesprächsraum verlässt und überzeugt ist, in der Folgewoche eine Erfolgsgeschichte zu hören. Manchmal stimmt diese Einschätzung, aber zuweilen geschieht auch das genaue Gegenteil und wir zweifeln an unserer Wahrnehmung. Bei anderen Sitzungen hat der Therapeut das Gefühl, dass sie in keiner Weise für den Klienten nützlich waren. Und dennoch hat der Klient in der Folgewoche plötzlich viel zu erzählen, wenn wir ihn fragen, was seit der letzten Therapiestunde besser geworden ist. Auch wenn es im Einzelfall schwierig bleibt, so gibt es doch bestimmte Faktoren, die einen positiven Verlauf einer Therapie begünstigen.

Das Vier-Faktoren-Modell

Basierend auf ihren Studien zur Effektivität von Psychotherapie haben Lambert und Kollegen ein Vier-Faktoren-Modell entwickelt (Lambert, 2001). Nach diesem Modell spielen in einer Therapie die folgenden vier Faktoren eine entscheidende Rolle:

1. **die Klienten-Faktoren**
2. **die therapeutische Beziehung**
3. **das angewandte Therapiemodell**
4. **die Hoffnung auf eine positive Veränderung durch die Therapie**

Lambert bestimmte auch das Ausmaß, mit dem diese Faktoren einen Therapieerfolg beeinflussen: Zu **40 %** hängt eine erfolgreiche Therapie laut dieser Studie von den sogenannten Klienten-Faktoren ab, die außerhalb der Therapie und damit weitestgehend außerhalb unseres Einflussrahmens liegen. Zu **30 %** spielt die Qualität der therapeutischen Beziehung eine entscheidende Rolle. Und zu je **15 %** haben die angewandte Therapiemethode und die Hoffnung auf eine positive Veränderung eine Auswirkung darauf, ob eine Therapie erfolgreich verläuft oder nicht (Hubble et al., 1999).

Vor dem Hintergrund dieses Modells erscheinen der →Mindset, die Kernaussagen und die Vorgehensweise des lösungsorientierten Arbeitens umso einleuchtender.

Klienten-Faktoren

Der Klient wird als Experte für sein eigenes Leben gesehen und die Überzeugung, dass die meisten Veränderungen außerhalb des Therapieraumes stattfinden, deckt sich mit dem Aspekt der Klienten-Faktoren. Unser Einfluss auf die Klienten-Faktoren ist sehr begrenzt. Allerdings können wir im Rahmen der Therapie die Aufmerksamkeit des Klienten mit den lösungsorientierten Fragetechniken auf Ausnahmen, Erfolgserlebnisse und Copingfähigkeiten lenken und damit das Gefühl der Selbstwirksamkeit verstärken.

Die therapeutische Beziehung

Die therapeutische Beziehung im lösungsorientierten Arbeiten ist kooperativ und bestärkend. Ziele werden gemeinsam definiert, die Lösungen ko-kreiert. Die Formulierung der Fragen spiegelt stets das Vertrauen in die Fähigkeiten des Klienten wider.

Das Therapiemodell

„Meist ist es weniger wichtig, Motivation beim Klienten aufzubauen, als vielmehr die Motivation, die schon da ist, nicht kaputtzumachen."

Steve de Shazer

Es gibt eine Vielzahl an Studien, die den Effekt der **lösungsorientierten Therapie** untersucht haben. Sie attestieren der **lösungsorientierten Therapie** einen deutlichen positiven Effekt. Die **lösungsorientierte Therapie** erscheint demnach mindestens ebenso effektiv wie andere psychosozialen Behandlungen (Stams et al., 2006), auch im ergotherapeutischen Setting (Cockburn & Cockburn, 1997). In vielen Fällen waren signifikant weniger Sitzungen nötig, um dasselbe Resultat zu erreichen wie bei anderen psychosozialen Behandlungen (Stams et al., 2006).

Hoffnung auf eine positive Veränderung

Bereits die Nützlichkeitsfrage zu Beginn der Therapie gibt dem Klienten Einfluss und Zuversicht. Der größte Teil der Fragetechniken und Interventionen und der Fokus der **lösungsorientierten Therapie** sind stets darauf gerichtet, den Möglichkeitsraum und das Selbstvertrauen des Klienten zu vergrößern. Kontinuierlich suggerieren wir durch die Formulierung der Fragen unser Vertrauen, dass es Lösungen geben kann, dass eine Veränderung zum Positiven möglich ist und der Klient die notwendigen Ressourcen dafür besitzt. Indem wir in Gegenwart und Vergangenheit gemeinsam nach Ressourcen sowie Ausnahmen und Copingstrategien suchen, identifizieren wir stets mehr Indizien dafür, dass Probleme lösbar sind. So wächst bei vielen Klienten das Gefühl der Selbstwirksamkeit sowie die Hoffnung und Zuversicht, dass eine positive Veränderung möglich ist.

6.2 If something isn't broken don't fix it Die verschiedenen Klientenrollen im lösungsorientierten Arbeiten

Wenn wir in Betracht ziehen, dass die therapeutische Beziehung mit 30 % einen entscheidenden Einfluss auf den Therapieerfolg hat, ist es umso wichtiger, die Qualität dieser Beziehung zu hinterfragen, wenn die Behandlung stagniert. In diesem Fall ist es hilfreich und unsere Aufgabe, ehrlich hinzusehen und nochmals zur Ziel- und Auftragsklärung zurückzukehren und das Vorgehen zu reflektieren. Arbeiten wir wirklich noch immer am Ziel des Klienten? Sind wir bei der Zielfindung einen Schritt hinter ihm geblieben? Hat sich das Ziel möglicherweise verändert? Eine der Vorannahmen der **lösungsorientierten Therapie** ist es, dass Klienten immer motiviert sind, die Frage ist nur wofür. Aus dieser Überzeugung heraus hat Steve de Shazer 1989 den „Widerstand" für sich und sein Team zeremoniell beerdigt. Stattdessen legte er noch mehr den Fokus auf die gemeinsame Suche nach Zielen (de Shazer, 1989), die für den Klienten bedeutungsvoll sind.

Die hier beschriebenen Klientenrollen sind dann auch nicht dazu gedacht, um Klienten als nicht →compliant oder unmotiviert zu bewerten. Die Überlegungen können sehr hilfreich sein, wenn der Therapieprozess nicht voranzukommen scheint und wir nach Wegen suchen, dies zu verändern. Es geht dabei nicht darum, dass der Klient sich ändern muss, sondern dass die therapeutische Beziehung veränderlich ist. Im Laufe des Therapieprozesses können sich diese therapeutischen Beziehungen wandeln, beispielsweise mit größerem →Rapport, zunehmender Krankheitseinsicht oder Nachjustierung der Ziele.

In der lösungsorientierten Therapie werden drei Klientenrollen unterschieden. Zu allen dreien passt eine bestimmte Herangehensweise:

Der Kunde:
Ein Kunde ist jemand, der ein Problem hat und als solches wahrnimmt und der motiviert ist, Schritte zur Lösung zu unternehmen. Er sieht seinen eigenen Anteil sowohl am Problem als auch an der Lösung.

Der Besucher:
Ein Besucher ist ein Klient, der momentan ausschließlich extrinsisch motiviert ist und selbst keine Probleme benennt. Dieser Klient kommt unfreiwillig und im Auftrag Dritter. Er benennt kein Problem und sieht sich auch nicht als Teil der Lösung. In diesem Fall gibt es noch keinen Therapieauftrag.
Besucher werden in der **lösungsorientierten Therapie** behandelt wie ein wirklicher Gast: nämlich freundlich und mit ehrlichem Interesse. Auch wenn kein direktes Therapiemandat vorliegt, entsteht so zumindest ein gewisser Rapport.

Der Klagende:
Dieser Klient sieht ein Problem, externalisiert aber derzeit sowohl das Problem als auch dessen Lösung. Er sieht sich selbst als Opfer der Umstände oder seines Umfeldes. Oft hat er die Vorstellung, dass eine andere Person sich ändern müsse. Klagende erhalten Anerkennung für den erfahrenden Leidensdruck und Komplimente für alle konstruktiven Versuche, die Situation auszuhalten. Hilfreiche Interventionen können auch Ausnahme- und Copingfragen sein.

Orientierungshilfe bei der Arbeit mit unfreiwilligen Klienten

Bei unfreiwilligen Klienten, die selbst kein Problem und kein intrinsisches Therapieziel benennen, kann das folgende Schema helfen, um dennoch einen Therapieauftrag zu erhalten oder, wenn dies möglich ist, die Therapie einvernehmlich mit der Option zu beenden, zu einem späteren Zeitpunkt zurückzukommen.

1. Schritt

Stellen Sie die Nützlichkeitsfrage in etwas anderer Form: *Wessen Idee ist es, dass Sie hier sind? Was erwartet derjenige, was wir hier tun?*
Wenn der Klient hierauf eine Antwort findet, können Sie weiterfragen und sich dabei an diesem Schema orientieren.

<table>
<tr><th colspan="4">Stimmen Sie mit dieser Meinung überein?</th></tr>
<tr><td rowspan="3">JA
↓
Es gibt einen Therapieauftrag
↓
KUNDE!</td><td colspan="3">NEIN
↓
Kein Therapieauftrag
↓
Gibt es etwas Anderes, was wir hier tun oder worüber wir sprechen können, das für Sie nützlich ist?
↓</td></tr>
<tr><td rowspan="2">JA
↓
Es gibt einen Therapieauftrag
↓
KUNDE!</td><td colspan="2">NEIN
↓
Haben Sie Konsequenzen zu erwarten?
↓</td></tr>
<tr><td>JA
↓
Wollen Sie diese abwenden?
↓
Therapieauftrag (allerdings noch mit fraglicher intrinsischer Motivation)</td><td>NEIN
↓
Kein Therapieauftrag, dennoch Option offen halten, dass der Klient wiederkommen kann.

Ehrliche Komplimente in Bezug auf das Gehörte machen.</td></tr>
</table>

Lösungsorientierte Fragen für Besucher und Klagende:

Beispielfragen für Besucher

- *Wessen Idee war es, dass Sie zur Therapie kommen? Was denkt derjenige, was wir hier tun sollten?*
- *Was muss sich verändern, um denjenigen zu überzeugen, dass Sie nicht mehr hierher zurückkommen müssen?*
- *Welchen guten Grund haben Sie, um heute doch mit mir zu sprechen, auch wenn Sie selbst keinen Anlass sehen?*
- *Gibt es etwas, dass Sie zur Therapie oder zu einer Veränderung der Situation beitragen können? Wie groß ist Ihre Motivation, das zu tun?*
- *Stellen Sie sich vor, dass Sie dies tun würden: Was gewinnen Sie damit? Was kostet es Sie?*
- *Was geschieht, wenn Sie gar nichts tun?*
- *Was wäre das Minimale, das Sie anders machen könnten?*
- *Stellen Sie sich vor, Sie hätten doch ein Ziel. Wie könnte das Ziel aussehen?*
- *Da Sie nun schon einmal da sind: Was könnten wir hier tun, damit Sie zumindest sagen könnten: „Es hat sich gelohnt, dass ich gekommen bin"?*

Beispielfragen für Klagende

- *Was ist in Ihren Augen der Grund dafür, dass wir heute miteinander sprechen?*
- *Wie kann ich am besten mit Ihnen zusammenarbeiten?*
- *Wann ist das Problem geringer oder tritt in den Hintergrund?*
- *Wie schaffen Sie es, die Situation auszuhalten?*
- *Wenn es Ihnen gelingt, so weiter zu machen, haben Sie dann Ihr Ziel erreicht?*
- *Was gibt Ihnen Anlass zur Hoffnung, dass es eine Lösung gibt?*
- *Was ist schon so gut, dass Sie es auf keinen Fall verändern möchten?*
- *Auf welchem Gebiet möchten Sie die größten Veränderungen sehen?*
- *Welche Schritte haben Sie schon einmal erwogen, aber letztlich nicht umgesetzt?*
- *Für wie wahrscheinlich halten Sie es, dass Sie eine Lösung finden werden?*
- *Was hätten Sie gerne anstelle des Problems?*
- *Wie würden Sie auf diese Veränderung reagieren?*

Experiment

Wenn Sie einen klagenden Klienten vor sich haben: Hören Sie ihm offen zu und überraschen Sie ihn, indem Sie ihm ehrlich gemeinte Komplimente machen.

6.3 Der Unterschied, der einen Unterschied macht: lösungsorientierte Intervision

Hintergrund

Sehr oft werden in Teambesprechungen und Intervisionen vor allem Abläufe und Situationen besprochen, die nicht gut (genug) gelaufen sind. Dies kann als entmutigend erlebt werden und ist oft wenig hilfreich. Der Einsatz der **lösungsorientierten Therapie** erweist sich auch für den Therapeuten selbst als effektiv und nützlich: So untersuchten LaFountain und Garner (1996 in Visser & Schlundt Bodien, 2008) den Effekt, den lösungsorientiertes Arbeiten auf Therapeuten hat. Sie verglichen das Befinden von lösungsorientiert arbeitenden Therapeuten mit dem von traditionell arbeitenden Kollegen. Therapeuten, die nach dem lösungsorientierten Ansatz arbeiteten, hatten laut der Studie weniger Probleme mit emotionaler Erschöpfung. Sie hatten das Gefühl, mehr für ihre Klienten erreichen zu können, und waren der Meinung, dass sie mehr in Übereinstimmung mit eigenen Normen und Werten arbeiteten.

Intention

Dieses Format bietet eine ressourcenorientierte und wertschätzende Interventionstechnik, um im Team Fallbesprechungen abzuhalten. Diese Art der Intervision des „Reflecting Teams" und die wertschätzende Haltung der Mitglieder ist kennzeichnend für das lösungsorientierte Arbeiten, da dieses Reflecting Team vielfach sogar hinter dem Einwegspiegel mithörte. Diese Technik wurde in der frühen systemischen Therapie viel eingesetzt, selbstverständlich nur mit Wissen und Einverständnis des Klienten. Indem alle Anwesenden den Fokus darauf legen, welches Verhalten von Therapeuten und Klienten effektiv und hilfreich ist, ist dies eine wertschätzende und motivierende Intervention zur Reflexion.
Diese Intervention nimmt 45–60 Minuten Zeit in Anspruch.

Vorgehen

In der Intervisionssitzung bringt ein Kollege (Therapeut A) einen Fall oder ein Dilemma aus seiner Arbeit ein. Er schildert kurz, um welche Situation es geht und gibt anonymisierte relevante relevante Informationen über den Klienten, die Behandlung und den Kontext. Außerdem formuliert er so konkret wie möglich, was er sich von der Intervision erhofft. Zu welcher Fragestellung hätte er gerne Feedback oder Ideen? Was wäre für ihn eine hilfreiche Intervision? Während der gesamten Sitzung schreibt ein Teammitglied die gemachten Komplimente, Ideen und Tipps für den einbringenden Kollegen mit.

1. Runde: Interview um mehr Informationen zu generieren

Die teilnehmenden Kollegen stellen Verständnisfragen. Es werden weitere Informationen zum Klienten, dem Kontext, der bisherigen Behandlung etc. erfragt.

Methoden: Nutzen Sie so viel wie möglich lösungsorientierte Fragen (Wunderfrage, Skalierungsfragen, Copingfragen, Ausnahmefragen, Und-was-noch-Fragen?)

Reagieren Sie dabei jeweils so präzise wie möglich auf die Antworten und machen Sie weiter mit den Fragen des Vorredners, anstatt nur einen eigenen Gedankengang zu verfolgen.

2. Runde: Positives Feedback

Jeder Interviewer macht auf Basis dessen, was erzählt wurde, jeweils sowohl dem Therapeuten A als auch dem Klienten mindestens ein Kompliment.

Auf dieses Kompliment reagiert A noch nicht, sondern lässt es erst mal so stehen.

3. Runde: Tipps und Ideen

Jeder Kollege gibt mindestens einen Tipp für das weitere Vorgehen. Was könnte A noch probieren? Was funktioniert gut und sollte er beibehalten? Auch Ideen für Interventionen und Aufgaben gehören in diese Phase.

4. Runde: Reflexion und Abschluss

Zum Abschluss gibt A kurz Feedback dazu, welche Interventionen, Ideen oder Fragen nützlich waren. Was wird er ausprobieren?

Für den Therapeuten:
Reflexionsbogen Kapitel 6

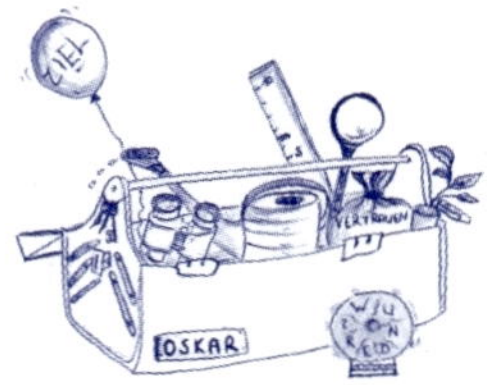

Welche Ideen, Konzepte und Werkzeuge sind Ihnen aus diesem Bereich besonders im Gedächtnis geblieben?
Was war nützlich für Sie?

____

____

____

____

____

Was möchten Sie ausprobieren? Welche kleinen Schritte möchten Sie in nächster Zeit in diese Richtung machen?

____

____

____

____

____

Wie sieht es idealerweise aus, wenn Sie diese Techniken oder Ideen in der nächsten Zeit in der Arbeit umsetzen?

____

____

____

____

____

Welchen Unterschied würde dies für Sie machen? Woran würden Ihre Klienten oder Kollegen es merken?

____

____

____

____

____

ANHANG

Danksagungen

Insbesondere möchte ich zwei Menschen danken, die mich als lösungsorientierte Therapeutin geprägt und aus der Ferne als Mentoren begleitet haben. Sie sind meine lösungsorientierten inneren Stimmen – zwischen den Zeilen steckt das therapeutische Wissen dieser Menschen überall in diesem Buch:

Zum einen danke ich Herrn Heinrich Dreesen vom Norddeutschen Institut für Kurzzeittherapie (NIK) in Bremen und Berlin. Er hat mich ab dem ersten Modul meiner Zusatzausbildung als Dozent mit seinem Wissen, seinem Humor und vielen Anekdoten von der lösungsorientierten Therapie überzeugt.
Zum anderen danke ich der amerikanischen Therapeutin Yvonne Dolan, einer engen Freundin und Kollegin von Steve de Shazer und Insoo Kim Berg. Yvonne ist selbst eine Grande Dame der lösungsorientierten Therapie und war eine unserer Dozentinnen am NIK. Nach Ende der Ausbildung habe ich einige Jahre lang ihre Workshops beim NIK übersetzt. Ihr unerschöpfliches Vertrauen in ihr Gegenüber und ihre Fähigkeit, auch bei hochstrittigen Paaren oder verzweifelten Situationen in der Einzeltherapie den Klienten Ressourcen zu entlocken und Hoffnung zu wecken, bewundere ich zutiefst.

Viele der Techniken in diesem Buch stammen nicht aus nur einer Feder, sondern – wie oftmals von Steve de Shazer betont – ursprünglich von Klienten. Bei anderen Interventionen in diesem Buch haben die Autoren sie mir freundlicherweise zur Verfügung gestellt: So danke ich Mark McKergow und Paul Z. Jackson. Sie haben OSKAR erfunden und waren bereit, dies mit mir und Ihnen zu teilen. Auch die Brillanten Momente stammen im Ursprung von Mark McKergow, wurden durch Paul Röhrig ins Deutsche übersetzt, in dessen Buch Solution Tools ich die Intervention gefunden habe. Auch Herr Röhrig war so freundlich, seine Zustimmung zum Abdruck der Intervention in diesem Buch zu geben. Der niederländische Psychotherapeut Arnoud Huibers hat die Kreistechnik entwickelt. Auch er hat mir erlaubt, diese nützliche Technik in das Buch aufzunehmen. Die Therapeutin Otteline Asselberg hat mir für die Nutzung der Top-Five-Werte ihre Genehmigung erteilt. Die Illustrationen zu den Kreistechniken und zu OSKAR stammen von Ergotherapeutin und Zeichentalent Formitilla (Sandra Haubold).

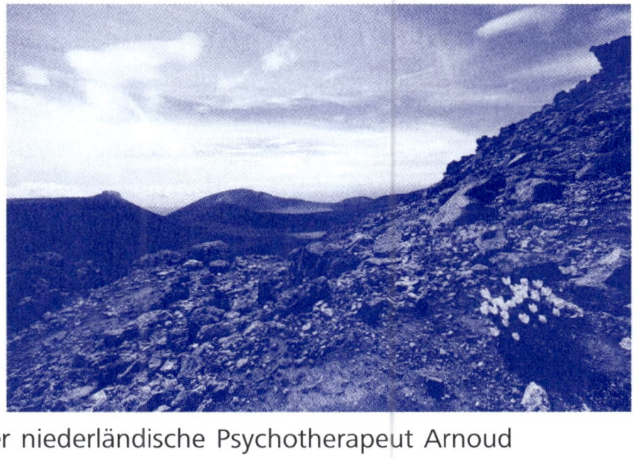

Literatur

Cockburn, J.T., Thomas, F.N., Cockburn, O.J.: Solution-Focused Therapy and Psychosocial adjustment to Orthopedic Rehabilitation in a work Hardening Program, Journal of Occupational Rehabilitation; Volume 7, No 2, 97–106 (1997)

Czerny, E., Godat, D.: Simply focus podcast Episode 74: What Makes Solution Focus Beautiful? Solution Focus as an Aesthetic with Dr. Mark McKergow http://www.sfontour.com/simplyfocuspodcast/

De Shazer, S.: Resistance revisited. Contemporary Family Therapy, Volume 11, Nr. 4, 227–233 (1989)

Deutscher Verband der Ergotherapeuten e. V. (DVE): Kompetenzprofil Ergotherapie, Karlsbad (2019)

Dilts, R.: Von der Vision zur Aktion. Visionäre Führungskunst. Die Erschaffung einer Welt, der die Menschen zugehören wollen. Junfermann, Paderborn (1998)

Dolan, Y.: Schritt für Schritt zur Freude zurück: Das Leben nach traumatischen Erfahrungen meistern. Carl-Auer Verlag GmbH, Heidelberg (2009)

Dolan, Y.: Workshop Unterlagen, Norddeutsches Institut für Kurzzeittherapie, Bremen (2007)

Duncan, L., Ghul, R., Mousley, S.: Creating positive futures. BT Press London (2007)

Huibers, A.: Oplossingsgerichte Cirkeltechniek. Solutions Centre Soesterberg (2019), http://www.solutions-centre.org/cirkeltechniek/

LaFountain, R.M., Garner, N.E.: Solution-focused counseling groups: The results are in. Journal for Specialists in Group work, 21, 128–143 (1996)

Lambert, M.J., Barley, D.E.: Research summary on the therapeutic relationship and psychotherapy outcome. Psychotherapy 38, 357–361 (2001)

Macdonald, A.: Solution-focused Therapy: Theory, Research and Practice, Sage (2007)

McKergow, M., Jackson, P. Z.: The Solutions Focus: Making Coaching and Change SIMPLE; Nicholas Breadley International, London – Boston, second edition (2007)

Norman, H., McKergow, M., Clarke, J.: Paradox is a muddle – An interview with Steve de Shazer, Rapport 34, 41–49 (1996)

Röhrig, P. (Hrsg.): Solution Tools. managerSeminare Verlag, 6. Auflage (2016)

Stams, G.J., Dekovic, M., Buist, K., de Vries, L.: Efficacy of solution-focused brief therapy: A meta-analysis. [Effectiviteit van oplossingsgerichte korte therapie: Een meta-analyse.] Gedragstherapie, 39(2), 81-94 (2006)

Taylor, L., Simon, S.: Opportunities: Organizing the solution-focused interview, Journal of Systematic Therapies, Vol. 33, no. 4, pp. 62–78 (2014)

Thomas, M.L.: The Contributing Factors of Change in a Therapeutic Process. Contemp. Fam. Ther. 28, 201–210 (2006)

Trepper, T., Mccollum, E., De Jong, P., Korman, H., Gingerich, W., Franklin, C.: Solution-Focused Brief Therapy Treatment Manual (2013)

Bildnachweise

Titelfoto	ARochau/Adobe Stock
Danksagung	Hendrik Döringer
Wunderfrage	Hendrik Döringer
Illustrationen	Sandra Haubold
Piktogramme	O-Images / Pixabay
Outcome	Steve Buissinne / Pixabay
Situation/Skalieren	422737 Hebi B. / Pixabay
Know-how	Nino Care / Pixabay
Affirm/Action	Free-Photos / Pixabay
Review	ivanovgood / Pixabay

Compliance, compliant	Compliance bedeutet Therapietreue. Ein Klient, der compliant ist, verhält sich kooperativ. Er nimmt beispielsweise die verschriebenen Medikamente und hält sich an Therapieabsprachen.
Coping (-fähigkeiten)	Copingfähigkeiten bezeichnen die Bewältigungsstrategien, die Menschen einsetzen, um mit schwierigen Lebensereignissen, Erkrankungen oder Behinderungen umzugehen.
Empowerment	Empowerment bezeichnet Strategien und Maßnahmen, die den Grad an Autonomie und Selbstbestimmung von Menschen erhöhen sollen.
Externalisieren	Die Verlagerung von Gefühlen, Motiven oder eines Problemverhaltens nach außen. In der Systemischen Therapie wird beispielsweise das Externalisieren als Strategie angewendet, um das Problem nach außen zu stellen und damit zwischen der persönlichen Identität einer Person und dem Problem unterscheiden zu können.
ICD-10	Die 10. Revision der „Internationalen statistischen Klassifikation der Krankheiten und verwandter Gesundheitsprobleme" der Weltgesundheitsorganisation (WHO).
Intake	Ein diagnostisches Erstgespräch mit einem Klienten zur Erhebung der Anamnese sowie zur Ziel- und Auftragsklärung.
Intrinsische Motivation	Die Eigenmotivation einer Person für ein bestimmtes Ziel oder Verhalten. Der Gegensatz ist die extrinsische Motivation, also die Motivation anderer, die einer Person auferlegt wird.

Konstruktivismus	Der Konstruktivismus aus lernpsychologischer Sicht geht davon aus, dass jeder Mensch sich aufgrund subjektiv erlebter Erfahrungen ein eigenes Bild der Wirklichkeit macht. Diese Wirklichkeitskonstruktionen beeinflussen anschließend unsere Wahrnehmungen, deren subjektive Bewertungen und konkretes Verhalten. Niemand hat Zugriff auf die objektive Realität. Für die Therapie bedeutet dies, dass das Problem und die Lösung eine gemeinsame Schöpfung von Klienten und Therapeuten sind.
Mindset	Die gewohnte Denkweise eines Menschen. Auf Basis dieser Einstellung und Weltanschauung handelt er.
Möglichkeitsraum	Der subjektive Handlungsspielraum eines Menschen.
Neuro-linguistisches Programmieren (NLP)	Das NLP ist eine Sammlung von Kommunikationstechniken und Methoden, die unter anderem Konzepte aus der klientenzentrierten Therapie, der Gestalttherapie, der Hypnotherapie sowie des Konstruktivismus verwendet.
Rapport	Eine vertrauensvolle, tragfähige therapeutische Beziehung mit empathischer Aufmerksamkeit und Kommunikation.
Reframen	Das Reframen bezeichnet die Umdeutung einer Eigenschaft oder Handlung. Diese wird aus einer anderen Perspektive betrachtet und als eine von mehreren Verhaltensoptionen gesehen.

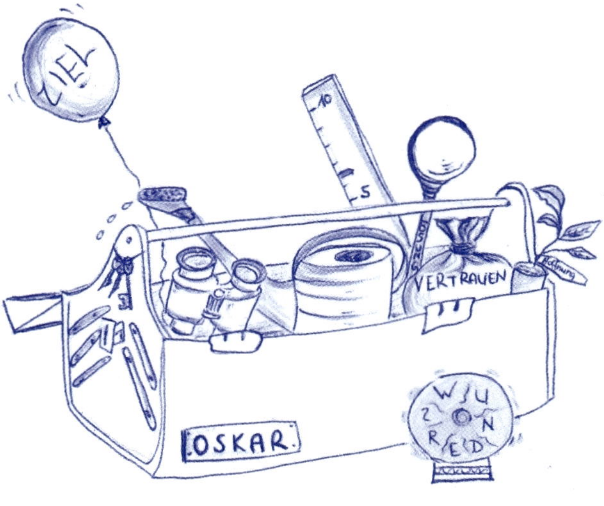

Verzeichnis der Downloadmaterialien

Arbeitsblätter

- OSKAR-Tabelle
- Wunderfrage
- Skalierungsfrage
- Ausnahmetagebuch
- Coping
- Copingkarten
- Mein Statt-Plan
- Kreistechnik (1–2)
- Brillante Momente
- Anamnesekurve (1–3)
- Ressourcenkommode (1–2)
- Brief aus der Zukunft
- Top-Five-Werte (1–3)
- Das perfekte Rezept für ...
- Andere wollen mit mir befreundet sein, weil ...
- Recovery-Karten (1–2)
- OSKAR-Lieblingsinterventionen

Für den Therapeuten:

- Reflexionsbogen Kapitel 1–6

Diese Arbeitsblätter und Reflexionsbogen stellen wir Ihnen in unserem Online-Shop **www.skvshop.de** zum Download zur Verfügung. Wenn Sie Ihre Bestellung über unseren Online-Shop getätigt haben, finden Sie die Download-Datei direkt nach der Bestellung in Ihrem **persönlichen Kundenkonto** unter **„Meine Downloads“**. Erfolgte Ihre Bestellung nicht über unseren Shop, fordern Sie bitte über **info@schulz-kirchner.de** Zugangsdaten an – geben Sie dabei bitte Ihren Namen, Ihre Anschrift und das **Stichwort „Systemisch-lösungsorientierte Therapie/Code SLT“** an.